Abdominal Ultrasound: Step by Step

3rd Edition

Berthold Block, MD
Private Practice
Braunschweig, Germany

腹部超声入门与进阶指南

第 3 版

编　著　〔德〕贝特霍尔德·布洛克

主　译　王文平

副主译　董　怡　夏罕生　黄备建　丁　红

天津出版传媒集团
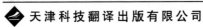
天津科技翻译出版有限公司

著作权合同登记号：图字：02-2017-99

图书在版编目（CIP）数据

腹部超声入门与进阶指南/（德）贝特霍尔德·布洛
克（Berthold Block）编著;王文平主译. —天津：
天津科技翻译出版有限公司, 2019.12
书名原文：Abdominal Ultrasound：Step by Step
ISBN 978-7-5433-3944-6

Ⅰ. ①腹… Ⅱ. ①贝… ②王… Ⅲ. ①腹腔疾病-超
声波诊断-指南 Ⅳ. ①R572.04-62

中国版本图书馆 CIP 数据核字(2019)第 149860 号

授权单位:Georg Thieme Verlag KG
出　　版:天津科技翻译出版有限公司
出 版 人:刘子媛
地　　址:天津市南开区白堤路 244 号
邮政编码:300192
电　　话:(022)87894896
传　　真:(022)87895650
网　　址:www.tsttpc.com
印　　刷:山东鸿君杰文化发展有限公司
发　　行:全国新华书店
版本记录:889mm×1194mm　16 开本　14 印张　2 页彩插　400 千字
　　　　　2019 年 12 月第 1 版　2019 年 12 月第 1 次印刷
　　　　　定价:98.00 元

（如发现印装问题,可与出版社调换）

译者名单

主　译　王文平

副主译　董　怡　夏罕生　黄备建　丁　红

译　者　(以姓氏汉语拼音排序)

曹佳颖　丁　红　董　怡　范培丽

韩　红　黄备建　李　丛　李超伦

陆　清　毛　枫　沈　文　王文平

闻捷先　夏罕生　徐庆玥　张　琪

张炜彬

中文版前言

　　腹部超声检查是现代超声医学的重要组成部分,也是超声检查初学者入门的基础。腹部超声诊断不仅可以细致显示腹部脏器及血管的形态结构,还能精准反映脏器组织的血流灌注等血流动力学状况。随着现代超声诊疗技术的不断发展,医疗硬件设施日新月异,腹部超声凭借其无创性、无放射性、动态实时显示及操作灵活等独特优势,在临床上发挥着重要的作用,与放射学、MRI、核医学等共同构筑了现代医学影像技术的范畴。

　　医之为道,君子用之于卫生,而推之以济世,故称仁术。复旦大学中山医院超声科始建于1958年,在我国著名超声奠基人徐智章教授的引领下,以腹部超声为特色,在常规超声、彩色多普勒超声、实时超声造影、术中超声及超声弹性等方面开展了多方面多层次的实践和研究,在不断地应用、探索和改进中积累了翔实且丰富的经验。值此复旦大学中山医院超声科成立61周年之际,我们推出了《腹部超声入门与进阶指南》译著。该书内容丰富、分类详尽、行文简练、用词严谨,自2004年德语版面世以来,几度再版,十多年间被翻译成英语、法语、俄语、韩语、西班牙语等多种语言,在超声医学界经久不衰,深受超声诊断入门读者和初级临床医师的喜爱。

　　本书以超声图像为主要内容,内容描述准确、细致、规范、严谨,从介绍仪器调节、探头操作的基本手法入手,图文并茂、由浅入深,将操作步骤逐一分解,依次详述腹部各主要脏器和病变的检查,配有病例讲解和典型图像分析。既能培养读者对超声影像细致敏锐的观察力,又能传授归纳演绎逻辑诊断能力,将许多既往临床实践中只可意会不可言传的技巧抽丝剥茧,跃然纸上。使读者如同身临其境,易于学习和掌握,是初学者必备的参考书。

　　积跬步,以致远,医道漫漫,而求索不息。我们眺望前路,踌躇满志,不忘初心,传承经典。期待本书的出版,能进一步规范及提升国内腹部超声入门培训,拓宽超声医师的临床视野,为中国超声事业的发展及未来超声人才的培养做出应有的贡献!

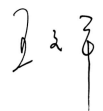

前 言

本书第 1 版作为指导超声波临床应用的指南,已于 2004 年出版。当时,我的目标是让读者了解上腹部超声扫查的基本原理。很高兴这一理念正在被逐步接受。现在,第 3 版正式出版了。我再次建议,在进行超声检查时,应将本书放在手边。

本版新增的第 14 章为"超声诊断思路",目的在于解读可疑的超声表现并为超声应用于特定的临床问题时提供系统的指导。

衷心希望读者能够成功地学习到这本书中所讲授的知识,并希望你们可以享受腹部超声临床实践的过程。

Berthold Block 博士

目 录

第 1 篇

总　论

第 1 章

前 言

1.1 如何使用本书

重点

- 确定并扫查某脏器。
- 观察这个器官的一些细节。
- 观察这个器官与周围结构的关系。

本书是一本超声零基础的自学手册,其最终目的是使读者在此前不具备任何超声理论知识的前提下,通过阅读本书便能够立即开始扫查检查对象。不同读者在超声方面的经验水平参差不齐。本书的编写旨在使不同层次的读者都能因人而异地学习超声知识。本书侧重指导实践操作,对物理原理和技术细节的描述相对较少,主要由以下三个问题为基础并展开。

学习目标

- 明确学习超声检查的起步对象?
- 怎样调节超声仪器?
- 超声探头能做什么?

当我们学好这三个问题后,就能够通过一套标准的流程来掌握上腹部超声检查的实践体验。检查腹部主要脏器(如肝脏、胆囊、胰腺、肾脏、脾脏、腔静脉以及腹主动脉)的进程应该由简入繁逐渐推进:首先,要找到检查目标并将其清晰显示。其次,观察该器官的细节结构。再者,学会评估该器官与周围结构的毗邻关系。

从理论上讲,上腹部的超声检查有两种基本

方法。

- 以器官为导向:应仔细辨认、扫查某器官或结构,并评估与周围结构的毗邻关系。
- 以扫查层面为导向:腹部器官应被视为一个解剖层面来整体观察。首先,辨认并扫查该层面所有的器官。其次,仔细辨认这些器官本身的细节结构等。最后,评估该层面所有器官之间的相互关系和空间毗邻关系。

在实践操作中,通常会将这两种方法综合应用。在所有的实例中,你将学到一套系统的、循序渐进的操作流程,这也是本书系统介绍上腹部超声检查的精髓所在。

另外,需要注意的是,上腹部某些器官或结构将会被周围脏器干扰或遮挡,例如,胃、十二指肠、肝门和肾上腺等。

1.2 检查技术和设备

选择学习超声检查时的起步对象

初学者应该选择年轻、身材苗条、空腹的志愿者作为初步学习扫查的对象,尽量在清晨空腹时进行检查。有时也可以在自己身上练习扫查技术。

怎样调节超声仪器?

超声仪器包括超声仪器主机、超声探头和显示屏等。每一个组成部分都影响着超声图像的成像质量。

超声仪器

作为一个初学者,你不需要一步学会"操作

盘"上的所有按键。但是,你应该熟悉图 1.1 所展示的那些基本的功能按键。

▶**开关键**　可以开启或关掉仪器的电源。

▶**冻结键**　结束检查后,冻结键锁住了所有功能键。再次使用这台仪器前必须先解锁冻结键。

▶**探头切换键**　超声检查过程中可用到多个超声探头。你可以通过此按键来选择自己想要的探头。常规腹部超声多选择 3.5MHz 的低频探头。有关探头的细节将在下文"探头类型"一节中详述。

▶**扫查深度**　该按键可设置超声扫查的穿透深度。深度调节可以扩大或缩小图像的范围。通常起始深度设置在 12cm。本书中大部分图像是在这个深度上获得的。

▶**输出功率,总增益和时间增益补偿**　根据超声诊断仪的工作原理,超声波由探头发射,一部分声波被组织反射回来并被探头接收。被发射出去的声波强度和被接收到的信号强度都可被主机调整和优化。系统发射的功率,称为输出功率,影响图像的亮度。低输出功率时图像较暗,而高输出功率时图像较亮。总增益同样可以调节图像的亮度。在低功率设置下产生的灰暗的图像可以通过增加总增益来变亮;同理,较明亮的图像可以通过降低总增益来变暗。这两个按键需要仔细平衡来获得更好的图像质量。通常将输出功率设置到较低水平。另一方面,如果通过调高总增益可弥补低功率的设置,则会产生一个"有干扰"的图像。通过实践,你将学会如何适当调节。

超声仪器一般配置两个增益补偿控制按键。总增益控制用来控制图像的整体亮度。时间增益补偿(TGC)是根据不同深度的调节以达到恰当的图像亮度。

提示

● 将输出功率设置在中间水平,并且把所有的 TGC 按键滑动到中间。调整总增益来获得一个合适的中等亮度。调整此按键可使近场和远场都获得均匀的亮度。操作恰当时,此按键通常会形成均匀斜向的排列。

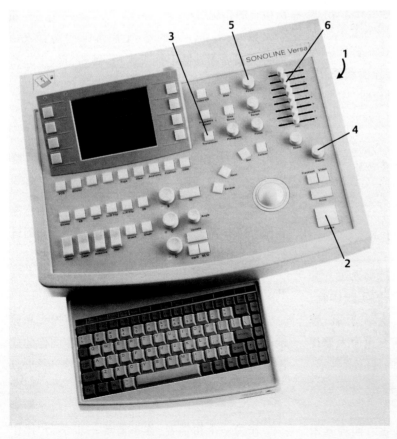

图 1.1　超声仪器的控制台。1 开关键;2 冻结键;3 探头切换键;4 扫查深度键;5 能量输出键;6 时间增益补偿键(TGC)。

探头类型

以下三种不同的超声探头构成了常规超声检查的重要组成部分:扇形探头、线阵探头和弧形凸阵探头(图1.2)。

▶ **扇形探头** 扇形探头(图1.2a)的超声束是在一个扇形区域内形成,依靠其换能器的机械旋转运动发射或依靠晶片排列的顺序电子发射。距离探头较近的范围内形成的超声图像较狭窄,而远离探头表面的范围内形成的超声图像则较广阔。

● 优点:通过扫描一个很小的透声窗,清晰地显示腹部深部结构。

● 缺点:对于靠近探头的近场区域的分辨率较低。

▶ **线阵探头** 线阵探头(图1.2b)为多个平行的晶片排列在一条直线上,产生一个矩形图像。

● 优点:对于靠近探头的近场区域拥有较高的分辨率。

● 缺点:扫查声窗小,只能观察局部结构。

▶ **凸阵探头** 凸阵探头(图1.2c),压电元件的排列顺序与线阵探头相同,不同的是其表面是一个曲面,产生类似扇形的图像,但与之不同的是,其近场所形成的图像也可以相当广阔。

● 优点:是扇形探头和线阵探头的兼顾型。

● 缺点:与扇形探头类似,随着深度的增加,声束密度会递减。

▶ **频率** 除了探头的形状和晶体元件的排列方式,声波发射的频率也是影响图像质量的重要因素。超声诊断使用频率范围常在2.5~7.5MHz之间。高频探头的分辨率较高,但穿透深度较浅,而低频探头的分辨率较低,但穿透深度较深。

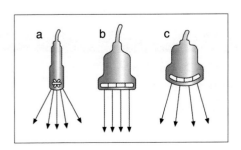

图1.2 基本的探头类型。(a)扇形探头。(b)线阵形探头。(c)弧形凸阵形探头。

3.5MHz频率的探头常用于上腹部的超声扫查。本书大部分的图像都是通过一个3.5MHz的弧形凸阵探头扫查得到的。

重点
● 扇形探头和弧形凸阵探头产生的是扇形波束。线阵探头拥有并联晶片,产生的是一个矩形波束。

显示屏调节

调节显示器的亮度和对比度。通过调整显示器的亮度,可以从背景图像中更好地显示观察目标。进而,通过调整显示器的对比度能够从背景中识别观察目标。

探头能做什么?

用探头扫查可以获得显示屏上的二维图像。靠近探头的结构显示在显示屏的顶部,而深部的结构则会显示在屏幕的底部。所有的定位信息,如左/右、头端/尾端、侧面/中间、前/后,都取决于探头放置的位置和角度。

探头的位置

为了帮助理解探头以及图像如何定位,我们将各种扫查切面归纳为三个基本的扫查切面:横切面、纵切面和冠状切面。

▶ **横切面** 将探头置于平行于人体的横截面。位于人体右侧的一些结构呈现在显示屏上的左侧或右侧,取决于探头的方向。如果保持探头的方向朝右,可以使人体右侧的结构呈现在显示屏的左侧,类似于CT扫描自下而上地观察(图1.3)。

▶ **纵切面** 探头的方向与身体的长轴平行。探头的方位决定了显示屏左侧显示的是头端还是尾端的结构。在扫查过程中始终保持探头的位置朝向头端,其结构呈现在显示屏的左侧,自右向左地进行超声扫查(图1.4)。

▶ **冠状切面** 将探头置于人体的侧面进行扫查,可以获得冠状面图像。像纵切面扫查时一样,探头方向朝向头端使头端的结构呈现在显示屏的左侧,而尾端的结构呈现在显示屏右侧。图像的前/后方向的确定取决于是从右侧还是从左侧扫查患者。从人体右侧采集的冠状面图像,即从背面来观察人体的结构(图1.5)。从人体左侧扫描时,则是从人体的前方进行观察(图1.6)。

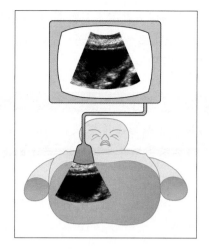

图1.3　横切面扫查。

> **重点**
> - 三个基本扫查平面是横切面、纵切面和冠状切面。

▶**常规扫查平面**　常规的扫描平面:横切面、纵切面及冠状面可以有多种组合扫查方式,

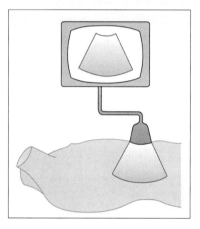

图1.4　纵切面扫查。

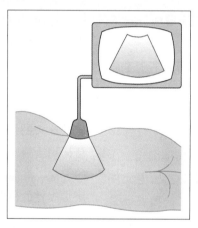

图1.5　右侧冠状面扫查。

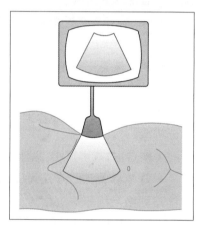

图1.6　左侧冠状面扫查。

但是,在腹部超声检查的实际操作中,扫描切面标准化也是十分重要的。不同操作者的扫描切面的数量以及相对应的探头的位置各不相同,并且对这些"标准切面"的命名也不尽相同。用来描述腹部最常用的一些扫查切面,如图1.7所示。

探头的移动

掌握了探头放置的基本知识后,开始学习探头的基本移动扫查方式。将探头置于上腹部的横切面。然后,按照图1.8中所示的方式来移动探头。

探头扫查时,请按照图示来进行。在实际操作中也可以灵活综合运用这些扫查方式,初学者在扫查过程中应该熟知自己所用的探头扫查移动方式。

▶**沿水平面移动探头扫查**　当沿着一个水平面移动探头扫查时,能获得一系列平行的连续扫查切面。通过多个二维图像的信息可以构建三维空间图像。初学者要尽量学会保持切面之间相互平行的能力。通常,平行扫查方式需要与探头的角度偏转相结合。例如,将探头垂直置于上腹部纵切面扫查。向两侧移动探头的同时顺势调整探头扫查角度,将会获得一系列平行的矢状切面超声图像(图1.9a)。然后保持探头始终垂直重复刚才的动作,由于在扫查过程中出现了实际角度

> **重点**
>
> 探头移动的5种基本方式:
> - 沿水平面移动。
> - 沿边缘移动。
> - 成角移动。
> - 摇摆移动。
> - 旋转移动。

1

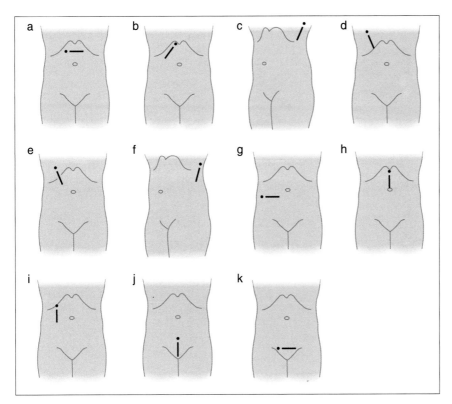

图 1.7　腹部超声的标准扫查平面。(a)上腹部横切面。(b)右侧肋缘下斜切面。(c)左侧高位肋间侧向切面。(d)右侧肋间切面。(e)右侧沿肋间切面。(f)左侧侧向切面。(g)右侧中腹部横切面。(h)右侧上腹部纵切面。(i)右侧旁矢状切面。(j)下腹部纵切面。(k)下腹部横切面。

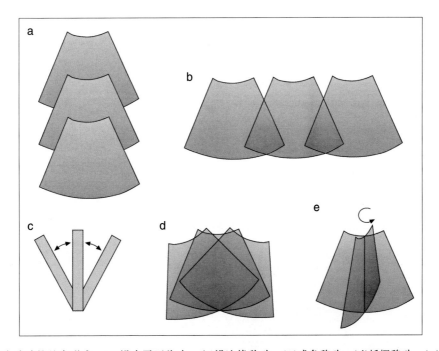

图 1.8　探头移动的基本形式。(a)沿水平面移动。(b)沿边缘移动。(c)成角移动。(d)摇摆移动。(e)旋转移动。

的偏转,图像从一个矢状面开始,逐渐变换成冠状切面图像(图 1.9b)。

　　▶沿边缘移动探头扫查　沿着皮肤的狭窄边缘区域移动探头时,在平面的基础上扩展了成像的区域。此扫查方式并不能形成一个三维空间图像,而只能形成一个扩展的二维图像(图 1.10a)。这

种扫查方式常需与探头的偏转相结合(图 1.10b)。

　　▶成角移动扫查　将探头倾斜产生一系列扇形的切面。这种扫查方式可以通过想象形成三维空间图像,但是,过度地倾斜探头则会使图像显示不清,如图 1.11 所示。这种切面图对于初学者而言是难度较高的。

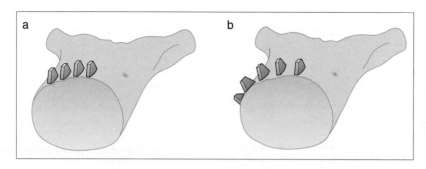

图 1.9　在水平面上，用或不用角度偏转移动探头。(a)移动探头并固定角度进行上腹部纵切面扫查。(b)平行移动探头并偏转探头角度。

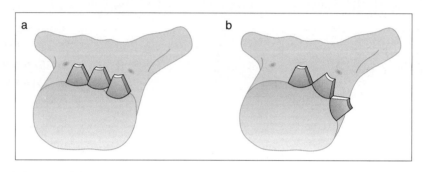

图 1.10　在水平面上移动，用或不用偏转探头进行成像。(a)在水平面上移动探头。(b)移动加偏转探头。

　　当扫查区域较小时，或为了避免一些靠近探头障碍物的干扰时，使探头成一定角度偏转扫查是一项非常有用的技术。

　　▶摇摆移动探头扫查　这种扫查方式类似于在边缘滑动探头扫查，保持原有的扫描平面，虽然不能产生三维图像信息，但可通过较窄的透声窗使观察的视野更加开阔。

　　▶旋转移动探头扫查　旋转移动探头扫查常与滑动探头扫查联合应用，有助于提高弧形表面解剖结构的图像质量。

　　将探头以围绕它的中心轴方式旋转90°，可以用于显示垂直平面的图像。例如，血管在横断面上显示是呈圆形的，但是在垂直平面上却是细长管道形；而囊肿在两个切面上都呈圆形。

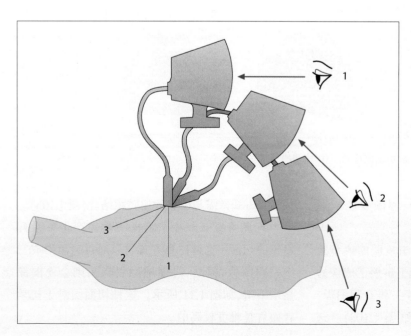

图 1.11　成角移动探头扫查。切面1是标准的横切面，从下向上观察人体结构。切面2是斜切面，从外侧方观察。切面3几乎是冠状切面，从俯卧位后方观察。

第 2 篇

基础知识和技术原理

第 **2** 章

物理基础和技术原理

知道如何调节机器、如何优化图像质量以及如何使用探头后,即可开始准备检查患者了。

以下章节将简述超声诊断的基本物理原理和技术原理。你可选择暂不阅读,等需要时再来查阅。

> **学习目标**
> - 理解超声波的产生、传播以及检测的原理。
> - 学习 A 型、B 型以及 M 型超声的区别。
> - 能够识别和区分伪像。

2.1 超声波

定义

声波是一种能在弹性介质中纵向传播的机械波。超声波是一种频率超出人耳识别范围的声波。诊断用超声的频率范围为 1~20MHz。

声波的传播

▶**反射和折射**　当声波遇到两种不同密度的介质间界面时,一部分声波将会朝着声源的方向反射回去,称之为"回声"。声波的入射角和反射角相等,这种现象称为"反射"。其余的声波则通过第二种介质继续传播,但是其传播方向发生了偏移,这种现象称之为"折射"。

▶**阻抗**　声阻抗是用于测量声波传播阻力的指标,声阻抗等于介质密度与介质中声速的乘积。当两种相邻介质的声阻抗差异很大时,很大一部分声波将在相邻的界面发生反射。

> **重点**
> - 声波的传播受反射、折射及吸收的影响。

▶**吸收**　声波在介质中传播时,一部分能量因摩擦转化为热能,这种声能损耗称为吸收。

▶**散射**　除了反射和折射,散射是超声波传播中的另一种重要现象。当超声波遇到不均匀介质或者"粗糙"的表面时,小部分声能会向任意方向发散;而大部分声波继续传播。在诊断用超声中,部分散射的声波会朝着探头散射,这就是超声成像的物理基础。

超声波的产生及检测:脉冲回波原理

诊断性超声成像是基于脉冲回波原理。组成超声探头最小的功能单位是压电晶体,压电晶体能将电振动与机械振动相互转换。因此,当压电晶体处于交变电场中时,将发生机械形变,产生声波;相反,当声波撞击压电晶体时,压电晶体发生形变产生电脉冲。压电晶体以交变的方式发挥这两种作用。

首先将压电晶体置于交变电场中,压电晶体将发生振动。探头会发射一个短暂而强烈的声脉冲。然后,探头迅速转化为接收模式,压电晶体接收从不同界面连续反射回来的回声并产生振动。这些振动将转化为电脉冲构建超声图像。

> **重点**
> - 探头中压电晶体既可以产生超声脉冲,也可以接收返回超声的信号(回声)。

诊断性超声:生物组织中超声的传播

从超声的角度,人体由三种物质组成:气体、软组织以及骨骼(表2.1)。

表2.1 不同介质声速(V)、密度(ρ)和阻抗(Z=ρxV)

介质	V(m/s)	ρ(g/cm³)	Z=ρxV
气体	340	0.002	41.0
组织	1500	1.0	1.5
骨骼	3600	1.7	6.0

由于气体和组织中声阻抗相差很大(阻抗不匹配),将导致声波在气体/组织界面发生全反射。骨骼和组织间的阻抗不匹配也使声波在二者界面上发生近似全反射,由于穿透骨骼/组织界面继续传播的声波太弱,因此不能用于诊断。不同软组织介质间的较小阻抗差异是超声诊断的基础,绝大多数声波在组织表层不发生反射,可穿透并进入被扫查的深部组织。

2.2 图像生成

脉冲回波的检测提供了两种关键信息:

• 回波到达探头的时间,决定了扫查目标在超声图像上的位置。

• 回波强度,取决于相邻声波传导介质间界面的硬度差异。

A 型超声

A 型超声中 A 代表"振幅"。A 型超声原理如下:探头发射一个短暂的超声波脉冲经组织传播,反射回波显示为沿时间轴垂直分布的波形偏移图。偏移的位置取决于回波传播时间,振幅(高度)取决于回波强度。

B 型超声

B 型超声中 B 代表"灰度"。在 B 型超声中,反射回波表现为灰度变化,而不是沿基线的偏移,灰阶由黑到白,代表回波振幅由低到高。沿扫描线接收的每个信号在显示屏上表现为一个灰度点,每条图像扫描线的信息将分别短暂存储。断面成像时,将探头声束沿组织表面扫查以获取足够数量的扫描线,这些扫描线再经整合处理后在显示屏上组成 B 型超声图像。

M 型超声

M 型超声中 M 代表"运动",M 型超声可用来显示移动的解剖结构。虽然与 B 型超声一样,M 型超声也产生灰度调制扫描线,但二维 B 超通过移动声束以获得大量回波信号图像,而在 M 型超声中声束是固定的,它只是记录单一超声扫描线上随时间基线移动的轨迹,从而获得运动的解剖结构位置变化的曲线图像。

图 2.1 显示一条超声波束穿过多个界面并在每个界面上发生部分反射。在 A 型超声中,振幅

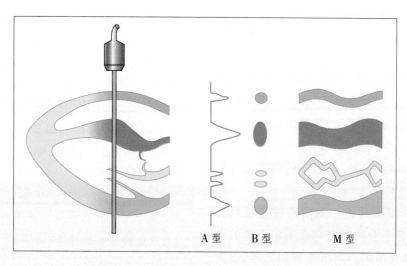

A 型　　B 型　　M 型

图 2.1 A 型、B 型和 M 型超声示意图。图示穿过心脏的一条超声声束。

波形的尖端位置对应于界面方位,振幅的高度和回波强度相关。在 B 型超声中,位点的灰度水平代表回声的振幅高低,图像扫描线仅提供一维的信息,需要整合大量相邻的扫描线以形成二维 B 型超声图像。M 型超声同样利用灰阶 B 型超声扫描线,但扫描声束是固定的。以心脏为例,随着反射界面沿声束轴的移动,扫描线上回波信号的位置也相应改变。这时,持续移动记录纸就可以获得界面随时间移位的二维图像。

> **重点**
> - A 型、B 型及 M 型超声均利用时间和回波强度这两种数据显示回声信号。

2.3 伪像

在超声图像上,伪像是一类没有相应的解剖结构的回声信号,它们产生于超声在组织中传播的过程中。

噪声

噪声在声像图上表现为颗粒状回声,特别是在囊性病灶的前壁(图 2.2)。其主要由近场增益过大引起,因此调低增益可以减轻噪声。

声影

声影是指扫查目标后方的回声失落区 (图 2.3),因全反射(如气体)或者声能的吸收(骨骼、胆囊结石)导致。

后方回声增强

无回声区后方回声增强是指其后方区域

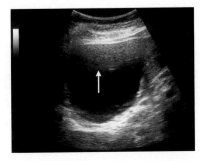

图 2.2　噪声。肝脏囊肿切面,囊肿前壁可见大量细小回声(↑)。

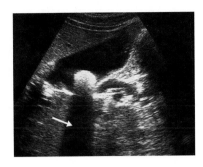

图 2.3　声影。表现为胆囊结石后方条带状无回声区(→)。

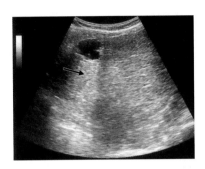

图 2.4　后方回声增强。囊肿后方的肝组织内出现片状回声增强区(→)。

的回声亮度高于周边组织(图 2.4)。这是由于声波穿过无回声区(通常为囊肿)时,声能损失或者衰减很少的缘故。因此,囊肿后方回声高于周边组织。"回声增强"的说法有些误导作用,因为这个现象实际上是由于回声衰减减少引起的。

混响

混响伪像表现为两种典型形式:等距分布的多条平行回声带(图 2.5a)和彗尾样线状回声(图 2.5b)。混响伪像常发生在声阻抗相差巨大的相邻介质界面上。超声波在第二个界面上发生部分反射,反射回波在第一界面后方再次发生反射,从而形成多重反射。混响伪像在声像图上可表现为特征性的多条平行带状强回声(第一种),或存在强反射体时,多条强回声融合形成彗尾样回声(第二种,也称为彗尾伪像)。

声束宽度伪像

当入射声束斜向投射到囊肿的囊壁时,囊肿内沿囊壁分布的密集细小颗粒状回声称为声束宽度伪像(或切面厚度伪像)(图 2.6)。探头发射

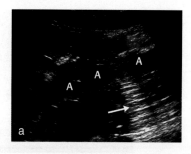
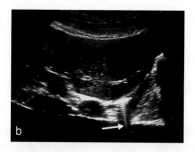

图2.5　混响的两种形式。(a)平行伪像(→)，经主动脉管壁(A)长轴切面扫查时，声束在血管壁发生强反射而产生平行伪像。(b)彗尾伪像，含气的十二指肠后方多条细小平行混响伪像融合，形成彗尾样(→)条带状强回声。

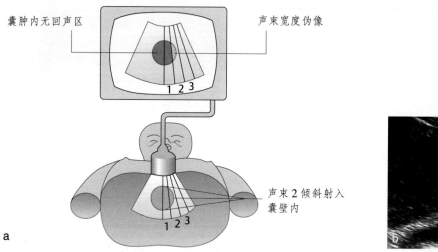
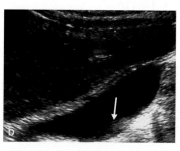

图2.6　声束宽度伪像。(a)如图标示，声束1完全位于囊肿内，囊肿在显示屏上表现为无回声区(黑色)。声束2中包含部分囊肿和部分倾斜投射的囊壁，这两种回声混在一起后显示为灰色的阴影。这个沿囊壁分布的灰色区域就是部分声束宽度伪像。声束3位于囊外区域，在显示屏上表现为密集明亮回声。(b)胆囊壁内声束宽度伪像表现为泥沙样细小回声伪像(↓)。

的主声束有一定的宽度，当声束遇到倾斜界面时，该声束区的囊肿内部无回声和囊壁强回声产生叠加，超声成像时，这些不同组织结构的回声被电子元件平均处理后共同组成图像，使得囊内会出现沿囊壁分布的磨砂样回声(或假性泥沙样)。

旁瓣伪像

旁瓣伪像表现为低回声或者无回声区中的明亮曲线(图2.7)。旁瓣是指声能二次倾斜聚焦在声束主轴之外。当换能器接收到的旁瓣回声能量足够强时，此旁瓣会被视为主要声束并在错误位置显像。一般旁瓣能量较低，只有在强反射体

(如气体)、某些低回声或者无回声结构(胆囊或大血管)周围才会出现旁瓣伪像。

镜面伪像

镜面伪像指出现在强反射界面后方的虚像(图2.8)，是声束遇到镜面反射体发生折返所致。常出现在声束主轴方向的界面后方。

侧方声影

侧方声影是指出现在囊性结构侧壁远端的窄细声影(图2.9)。当声波以切线角入射至囊壁时，发生折射和散射。在此过程中声能损耗，声波无法向更远处传播而形成声影。

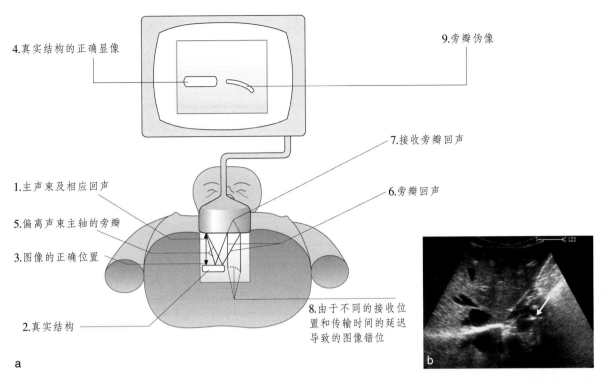

图 2.7　旁瓣伪像。(a)如图示,旁瓣回声导致图像的成像位置不正确。(b)脊柱椎体引起的旁瓣伪像,在下腔静脉内形成一条弧线(↓)。

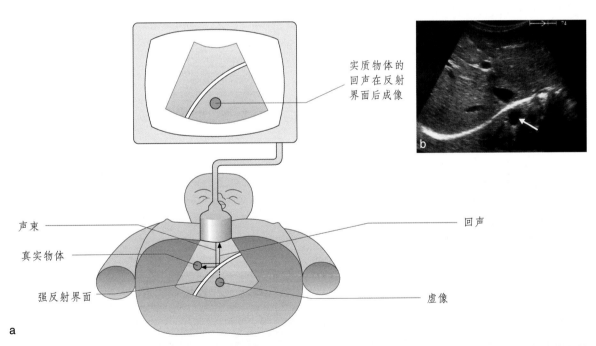

图 2.8　镜面伪像。(a)如图示,声束和回声在强反射界面发生折射(如膈肌),根据超声的传播时间和接收器位置,在膈肌另外一侧出现了虚像。(b)血管结构在膈肌后方形成的镜面伪像(↑)。

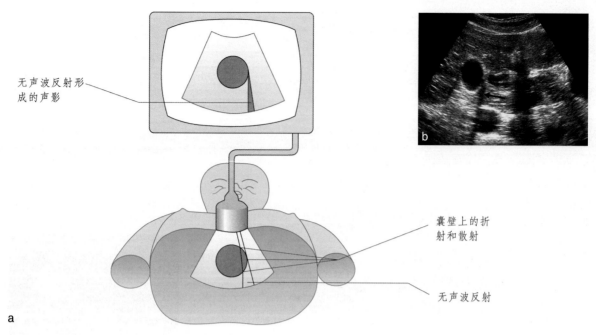

图 2.9　侧方声影。(a)如图示,声波在囊壁发生折射和散射,因侧壁无声波反射而形成侧方声影。(b)胆囊的侧壁声影(←),同样可见后方回声增强和声束宽度伪像。

第 3 篇

腹部超声

第 **3** 章

腹部血管:腹主动脉及其分支、下腔静脉及其属支

3.1 引言

学习目标
- 定位和识别腹主动脉和下腔静脉。
- 完整显示腹主动脉和下腔静脉。

　　腹主动脉和下腔静脉彼此伴行,位于腹膜后脊柱椎体侧前方。在膈肌下方,下腔静脉较腹主动脉略偏前方,大部分被肝脏包绕;而腹主动脉由于在穿过膈肌时受食管胃连接部遮挡,超声难以清晰显示(图 3.1)。

3.2 腹主动脉和下腔静脉定位

▶扫查障碍
- 胃
- 横结肠

▶透声窗
- 见图 3.1

▶优化检查条件
- 患者禁食
- 多数患者的腹主动脉和下腔静脉均易于显示

▶扫查方法
- 见图 3.2
- 探头置于上腹部横切面
- 上下摆动探头,沿空腔脏器气体周边扫查

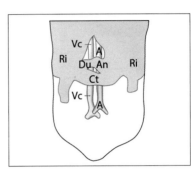

图 3.1　腹主动脉(A)和下腔静脉(Vc)的超声检查。横结肠(Ct)、胃窦部(An)和十二指肠(Du)会阻碍超声扫查。Ri=肋弓。

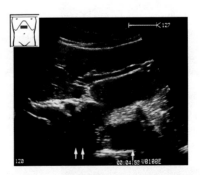

图 3.2　腹主动脉和下腔静脉上腹部横切扫查。腹主动脉(↑),下腔静脉(↑↑)。

- 在脊柱椎体前方显示和识别这两个血管断面

▶难点
- 少数情况下,腹部胀气或肥胖可影响成像质量

3.3 完整显示腹主动脉和下腔静脉

腹主动脉和下腔静脉横切面扫查

上腹部横切面找到两根血管后,将探头沿血管长轴缓慢向下扫查,至分叉水平(图 3.3)。在此过程中,肠腔气体(主要为横结肠)可能遮挡声束,干扰超声显像。

腹主动脉和下腔静脉纵切面扫查

检查者一边观察显示屏,一边在上腹部转动探头,由横切转为纵切显示腹主动脉。当探头缓慢滑向右侧,腹主动脉会逐渐从图像中消失,下腔静脉逐渐显示(图 3.4)。按此方法扫查腹主动脉和下腔静脉全程并重复数次。然后,向下移动探头至中腹部。你会发现,血管会因横结肠肠道气体影响显示不清。检查者应依照前述方法,缓慢反复扫查数次(图 3.5)。

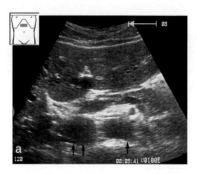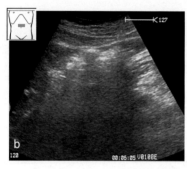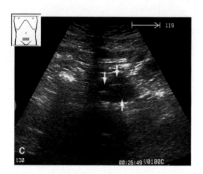

图 3.3　腹主动脉和下腔静脉上腹部横切扫查。(a) 脐部和剑突间横切扫查,腹主动脉(↑),下腔静脉(↑ ↑)。(b)脐上方横切扫查,深部图像受前方横结肠气体遮挡无法显示。(c) 分叉处水平横切扫查,腹主动脉分叉(↓ ↓),下腔静脉(↑)。

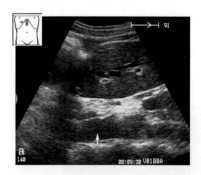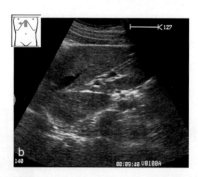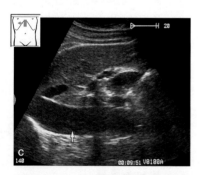

图 3.4　腹主动脉和下腔静脉上腹部纵切扫查。(a) 腹主动脉(↑)长轴扫查,显示腹主动脉胸腔入口。(b) 探头向右移动,切面位于腹主动脉和下腔静脉之间。(c) 探头继续向右,显示下腔静脉长轴切面(↑)。

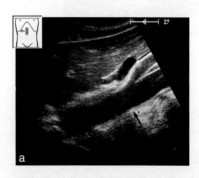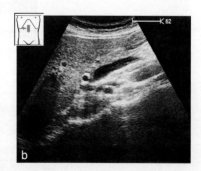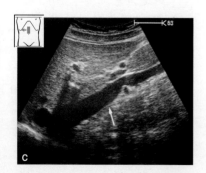

图 3.5　腹主动脉和下腔静脉中腹部纵切扫查。(a) 腹主动脉长轴(↑)。(b) 探头向右移动,切面位于腹主动脉和下腔静脉之间。(c)探头继续向右,显示下腔静脉长轴切面(↑)。

腹主动脉走行异常

随着年龄增长,主动脉可发生拉伸、扭曲(图3.6)。此时,超声纵切面扫查只能显示扭曲血管的部分节段。而横切时,由上至下扫查可显示动脉管腔向右或向左的偏移。

3.4 器官详述

学习目标
- 定位和识别腹主动脉和下腔静脉。
- 全程追踪显示腹主动脉和下腔静脉。
- 定位和识别腹主动脉分支和下腔静脉属支。

重点
- 探头加压无法闭塞腹主动脉管腔。
- 腹主动脉自上而下管腔逐渐变细,管径由2.5cm 缩小到 2cm。
- 吸气时,下腔静脉管腔缩小。

显示动静脉搏动

上腹部纵切面显示主动脉长轴,注意动脉呈单相而有力的搏动。然后显示下腔静脉长轴,可见静脉呈双相而柔和的搏动。

评估血管壁和管腔

显示腹主动脉纵切面。在声像图上,管壁呈较厚的强回声,有时可显示管壁的典型三层回声结构(图3.7)。实时扫查可见管腔内径不随血管搏动或呼吸而改变,探头加压也无明显压缩。正常腹主动脉由上至下逐渐变细, 管径从约2.5cm缩小至2cm。

显示下腔静脉纵切面。在声像图上,其管壁纤细,内径随血管搏动时相不同而改变。嘱受检者深呼吸(图3.8 和图3.9),吸气时管腔略缩小。

腹主动脉管壁和管腔异常

▶**粥样硬化斑块** 粥样硬化斑块是腹主动脉及其分支内壁上的常见病变 (图3.10 至图3.12)。

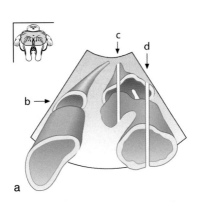

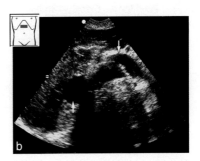
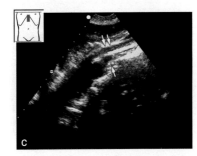
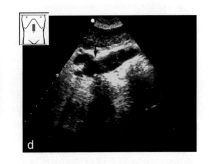

图3.6 腹主动脉向左扭曲。(a) 横切(b)和纵切(c,d)扫查平面示意图。(b) 上腹部横切面,腹主动脉向左扭曲(↓),下腔静脉(↑)。(c)纵切面,肠系膜上动脉(↓ ↓)后方可见部分主动脉的管腔(↑)。(d)探头向下移动,显示腹主动脉向下延续管腔扭曲(↓)。

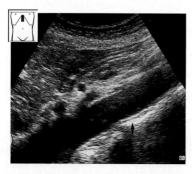

图 3.7　腹主动脉纵切扫查。隐约可见动脉壁三层结构（↑）。血管壁轮廓光滑。

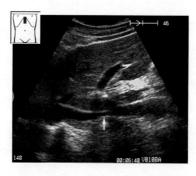

图 3.8　吸气时下腔静脉纵切面声像图(↑)。

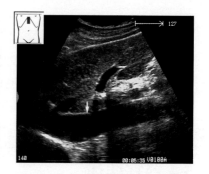

图 3.9　呼气时下腔静脉纵切面声像图(↓)。

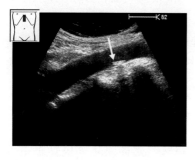

图 3.10　腹主动脉粥样硬化斑块纵切面声像图(↓)。

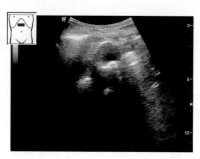

图 3.11　腹主动脉粥样硬化斑块横切面声像图。

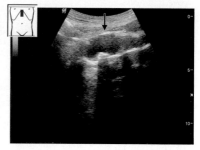

图 3.12　腹主动脉粥样硬化斑块纵切面声像图(↓)。

▶ **动脉瘤**　多数腹主动脉瘤发生于肾动脉水平以下，一般不难发现(图 3.13)。在声像图上，囊状动脉瘤(图 3.14)表现为动脉局部边界清楚的不对称囊状外凸；而梭形动脉瘤(图 3.15)则累及血管周壁，呈较均匀的向外隆凸(图 3.16)。如果是夹层动脉瘤，超声可显示剥离的内膜呈片状明亮回声(图 3.17)。表 3.1 列举了腹主动脉瘤的超声表现。

腹主动脉瘤常随着时间的推移而逐渐增大，瘤体越大，疾病进展则越迅速。直径小于 5cm 的动脉瘤每年会增大 2~4mm，这些病例应每 3 个月行一次超声检查随访瘤体的大小。直径在 5cm 以上的动脉瘤每年最多可增大 6mm，这些病例应考虑手术治疗。直径大于 7cm 的动脉瘤，一年内破裂的风险超过 50%。

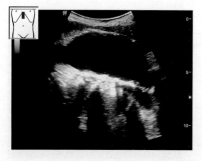

图 3.13　腹主动脉瘤纵切面声像图，直径 3cm。

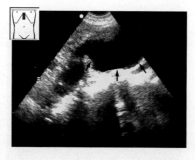

图 3.14　囊状腹主动脉瘤纵切面声像图(↑ ↑ ↑)。

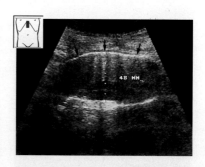

图 3.15　梭形腹主动脉瘤纵切面声像图(↓ ↓ ↓)。

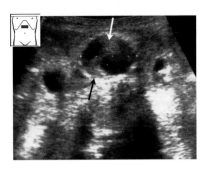

图 3.16　腹主动脉瘤伴部分血栓形成横切面声像图(↑ ↓)。

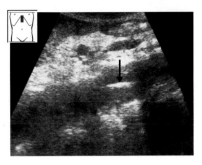

图 3.17　夹层腹主动脉瘤纵切面声像图,强回声内膜片清晰可见(↓)。

表 3.1　腹主动脉瘤
超声表现
直径>30mm
可触及搏动
伴有动脉硬化
可合并局部血栓形成

3

下腔静脉管壁和管腔异常

▶ **心功能不全**　典型右心功能不全的患者超声扫查显示下腔静脉明显增宽(>2cm),探头加压后管腔不易形变,呼吸时内径无明显改变(图3.18)。

▶ **下腔静脉血栓**　声像图上栓子表现为管腔内高回声实质团块(图3.19)。伴有心功能不全者,血管内径不随呼吸而改变。表3.2列出了下腔静脉血栓的超声表现。

识别和辨认腹主动脉分支、下腔静脉属支

腹主动脉分支

超声可以显示腹主动脉各级分支的解剖关系,由上到下依次为:腹腔干及由其分出的肝动脉,脾动脉,胃左动脉,肠系膜上动脉,左右肾动脉以及左右髂动脉(表3.3)。这些血管结构在纵切和横切扫查时定位明确(图3.20)。

▶ **腹主动脉分支超声检查**　将探头纵向置于上腹部, 显示腹腔干和肠系膜上动脉 (图3.21a)。旋转探头至血管短轴位,显示腹腔干横切面(图3.21b)。探头保持此方位,沿腹主动脉向下扫查,显示肠系膜上动脉起始部,观察其走行于腹主动脉前方(图3.21c)。

将探头稍下移, 先纵切再转为横切扫查,显示肾动脉起始部(图3.22a)。然后向下扫查肾动脉水平以下节段,直到腹主动脉分叉处水平(图3.22b~d)。

下腔静脉属支

超声可以显示的下腔静脉属支包括:肝静脉、肾静脉和髂静脉,它们都有其典型的超声表现(图3.23)。

▶ **下腔静脉属支超声检查**　将探头纵向置于下腔静脉上段,以肝脏上部为透声窗调节扫查角度,找到下腔静脉穿越膈肌处(图3.24a)。然后转动探头至横切面,在膈下找到肝静脉汇入下腔静脉处(图3.24b)。再逐步向下扫查,观察肝静脉行径以及下腔静脉远段情况(图3.24c,d)。

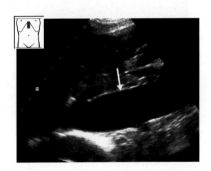

图 3.18　右心功能不全。超声显示下腔静脉管腔扩张,不可压缩(↓),直径为2.9cm。

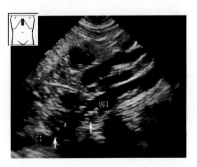

图 3.19　下腔静脉栓子(↑)纵切面声像图,可见高回声栓子阻塞管腔。

表 3.2　下腔静脉血栓
超声表现
管腔扩张
管壁顺应性减低
管腔内出现异常回声

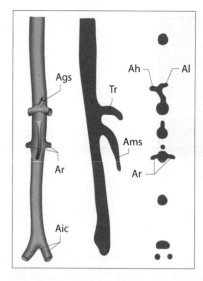

图 3.20 腹主动脉分支的前面、侧面及横切面观察。Tr=腹腔干，Ah=肝动脉，Al=脾动脉，Ags=胃左动脉，Ams=肠系膜上动脉，Aic=髂总动脉，Ar=肾动脉。

表 3.3 腹主动脉分支

腹壁支	内脏支
腰椎动脉	腹腔干
髂总动脉	● 胃左动脉
	● 肝动脉
	● 脾动脉
	肠系膜上动脉
	肾动脉
	肠系膜下动脉

接下来，先将探头纵切面扫查显示下腔静脉（图 3.25a），再转至横切面显示肾静脉（图 3.25b），继续向下扫查直至腹主动脉分叉水平（图 3.25c）。

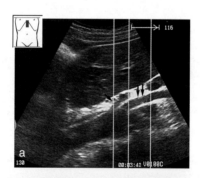

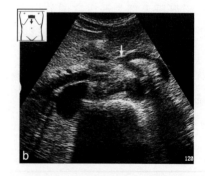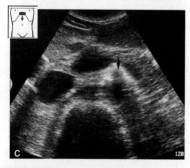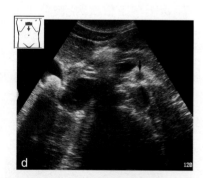

图 3.21 腹腔干和肠系膜上动脉超声检查。(a) 腹主动脉高位纵切面，显示腹腔干(→)和肠系膜上动脉(↓ ↓)。图中线段分别表示 b、c 和 d 图中所采用的横切面位置。(b) 腹腔干(↓)水平横切面扫查。(c) 肠系膜上动脉(↓)起始部水平横切面扫查。(d)腹主动脉和肠系膜上动脉(↓)水平横切面扫查。

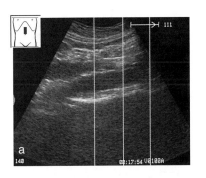

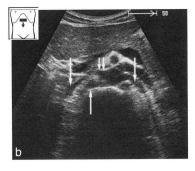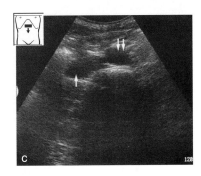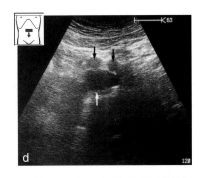

图 3.22 肾动脉和腹主动脉分叉超声检查。(a) 腹主动脉中下段长轴切面,图中线段分别表示 b,c 和 d 图中所采用的横切面位置。(b) 肾动脉(↓)水平横切扫查,显示腹主动脉(↓ ↓)和下腔静脉(↑)。(c) 肾动脉起始部下方横切扫查,显示腹主动脉(↓ ↓)和下腔静脉(↑)。 (d) 分叉处水平横切扫查,显示髂动脉(↓)和下腔静脉(↑)。

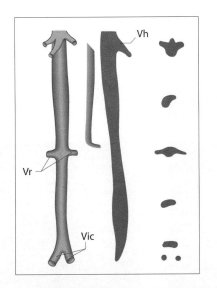

图 3.23 下腔静脉属支的前面、侧面和横切面观察。Vh=肝静脉,Vr=肾静脉,Vic=髂总静脉。

3.5 解剖关系

学习目标
- 清晰显示腹主动脉和下腔静脉与膈肌、肝脏及贲门的解剖关系。
- 识别腹主动脉分支和下腔静脉属支,明确其走行。

后腹膜血管超声易于显示,是声像图上重要的定位标识,初学者应熟练掌握。

腹主动脉和下腔静脉与膈肌、肝脏及贲门的解剖关系

将探头置于上腹部横切扫查,找到肝脏。在此水平,声像图上可见腹主动脉和下腔静脉之间的部分肝脏回声、腹主动脉前方的食管–贲门–胃连接部,以及低回声的膈肌(图 3.26a)。旋转探头至纵切面扫查,显示下腔静脉(图 3.26b)、肝尾状叶 (图 3.26c)、腹主动脉及其前方的胃贲门(图

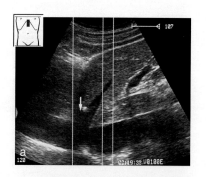

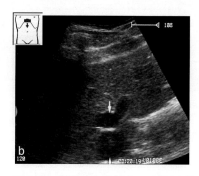
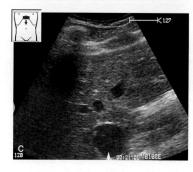
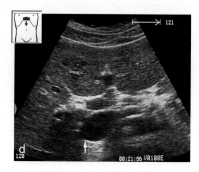

图 3.24 肝静脉超声检查。**(a)** 下腔静脉高位纵切扫查,膈下见肝静脉(↓)汇入,图中线段分别表示 b、c 和 d 图中所采用的横切面位置。**(b)** 肝静脉汇入部(↓)横切面,下腔静脉(↑)。**(c)** 肝静脉汇入部稍下方水平横切扫查,下腔静脉(↑)。**(d)** 上腹部下腔静脉横切扫查(↑)。

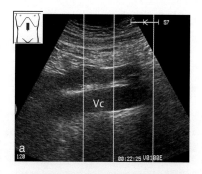

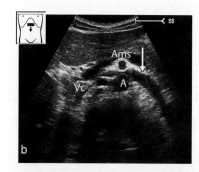
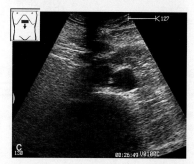
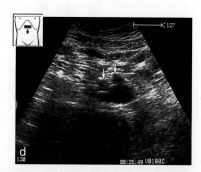

图 3.25 肾静脉超声检查。**(a)** 下腔静脉低位纵切扫查,图中线段分别表示 b、c 和 d 图中所采用的横切面位置。 **(b)** 肾静脉(↓)水平横切扫查,A=腹主动脉,Vc=下腔静脉,Ams=肠系膜上动脉。**(c)** 腹主动脉分叉处上方横切扫查。**(d)** 腹主动脉分叉处下方横切扫查(↓ ↓)。

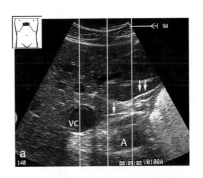

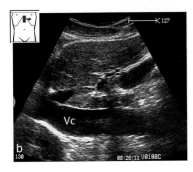
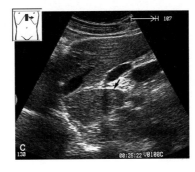
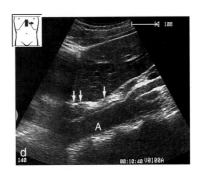

图 3.26　腹主动脉、下腔静脉与膈肌、肝脏和贲门的空间位置关系。(a) 膈肌下方腹主动脉和下腔静脉横切扫查。膈肌脚（↓），胃食管连接部（↓↓），图中线段分别表示 b、c 和 d 图中所采用的纵切面位置。(b) 下腔静脉（Vc）纵切扫查。 (c) 尾状叶纵切扫查（↓）。(d) 腹主动脉（A）纵切扫查，同时显示膈肌脚（↓）和胃食管连接部（↓↓）。

3.26d）。肝尾状叶和食管-贲门-胃连接部的有关内容将在第 4 章 4.4 节和第 8 章 8.4 节部分详细介绍。

腹腔干周围区域以及肝动脉、脾动脉和胃左动脉走行

肝总动脉自腹腔干发出后向右向上迂曲行至肝门部，与门静脉和胆管伴行。脾动脉则向左，与脾静脉一起延伸至脾门，其走行非常扭曲。胃左动脉由腹腔干发出后向上走行，超声通常只能追踪其很短的行径（图 3.27 和图 3.28）。

纵切面扫查脾动脉、肝动脉和胃左动脉

当扫查切面同时经过腹腔干根部及其前方脾动脉时，声像图的表现可能使初学者感到有些难以理解（图 3.29a）。图 3.29b 解释了其中原委。

将探头沿腹主动脉长轴放置，显示腹腔干起始断面（图 3.30a，b）。想象一下脾动脉就在此切面深部走行。然后将探头缓慢移向左侧，沿脾动脉行径追踪显示其断面图像（图 3.30c~e）。扫查完毕后返回初始位置（图 3.31a），继而向右缓慢移动探头（图 3.31b~d）。观察肝动脉横切面声像

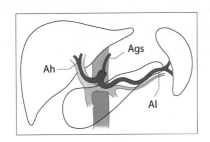

图 3.27　腹腔干及其分支的前面观。注意肝动脉（Ah）和脾动脉（Al）从腹腔干发出后，先向下迂曲走行，再走向肝脏和脾脏。Ags=胃左动脉。

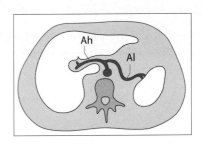

图 3.28　腹腔干、肝动脉和脾动脉横切面观察。注意腹腔干径直向右，自然延续为肝动脉，走向肝门。而脾动脉先水平走行，再转向左后，走向脾门。

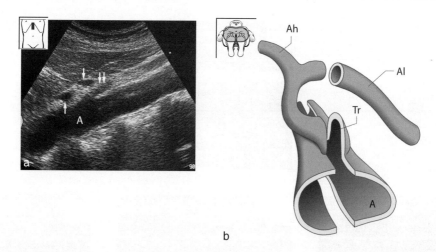

图 3.29　腹腔干和脾动脉纵切面超声检查。**(a)** 腹主动脉(A)纵切扫查,显示腹腔干(↑)、脾动脉(↓)和肠系膜上动脉(↓↓)。**(b)**图 a 表现在于,腹腔干自腹主动脉发出后,先向右,再发出脾动脉,后者迂曲向左,这就是在纵切面上能同时显示两者断面的原因。Tr=腹腔干,Ah=肝动脉,Al=脾动脉,A=腹主动脉。

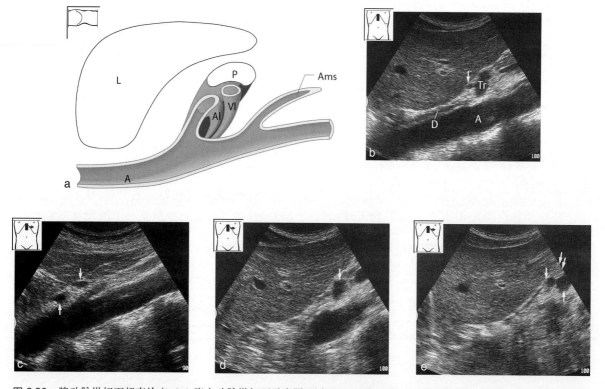

图 3.30　脾动脉纵切面超声检查。**(a)** 腹主动脉纵切面示意图,此切面经过脾动脉(Al)、脾静脉(Vl)和胰腺(P)后部。Ams=肠系膜上动脉,L=肝脏。**(b)**图 a 对应超声声像图,显示腹主动脉(A)前方与膈肌脚(D)相邻,腹腔干(Tr)和胃左动脉(↓)自其上发出。 **(c)** 探头稍向左移动,此切面同时经过腹腔干(↑)和脾动脉(↓)(参照图 3.29)。**(d)** 探头继续向左,显示腹主动脉逐渐消失,脾动脉仍可见(↓)。**(e)**探头进一步向左,可在图像右侧找到脾动脉(↓)、脾静脉(↑)和胰腺(↓↓)。

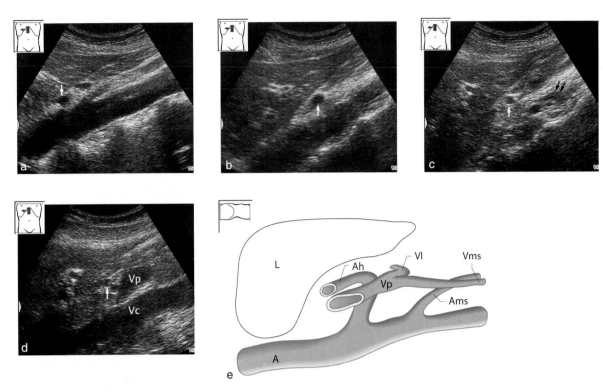

图 3.31　肝动脉纵切面超声检查。(a) 腹主动脉和腹腔干(↓)纵切扫查。(b) 探头略向右移动,腹主动脉管腔变细,肝动脉(↑)开始出现。(c) 探头继续向右,肝动脉(↑)仍可见,图像中出现门静脉汇合部(↓ ↓)的部分断面。(d) 探头进一步向右,声像图显示肝动脉(↑)、门静脉(Vp)和下腔静脉(Vc)。(e)图 d 的解剖模式图,经肝动脉(Ah)和门静脉(Vp)长轴的纵切面,肝动脉和门静脉此切面向后方走行。A=腹主动脉,Ams=肠系膜上动脉,Vms=肠系膜上静脉,Vl=脾静脉,L=肝脏。

图,其示意图参见图 3.31e。

横切面扫查肝动脉和脾动脉

　　肝动脉和脾动脉向下弯曲部分偶尔会在声像图上呈一种独特表现,乍看难以理解。参照图 3.27,这两支血管从腹腔干发出后均有一明显向下的弧度。因此横切时,每根动脉可同时出现两个横切面,一个在起始部,一个在远端(图 3.32)。图 3.33 为此现象的声像图表现。

肠系膜上动脉、脾静脉和肾血管

　　从正面看,你或许已经熟悉这些血管的解剖关系:脾静脉从肠系膜上动脉表面穿过,肾血管位于肠系膜上动脉起始部下方,肾血管与肠系膜上动脉间距离个体差异较大;脾静脉走行同样因人而异(图 3.34a)。这个区域的断层解剖略复杂,学习时须注意以下几点:在横切面上,肾动静脉为前后关系:动脉在后,静脉在前。左肾静脉自腹

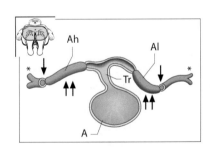

图 3.32　肝动脉和脾动脉起始部腹主动脉、腹腔干横切面示意图。此切面同时经过肝动脉和脾动脉的起始部和远端(↑)。两支血管向下弯曲部分(↑ ↑)在图像中位置靠前,远端指向肝门及脾门部分(*)位置靠后。A= 腹主动脉,Tr=腹腔干,Ah=肝动脉,Al=脾动脉。

主动脉和肠系膜上动脉之间穿过,可能对左肾静脉产生压迫,导致左肾静脉近端管腔轻度扩张瘀血。右肾动脉从后方紧贴下腔静脉(图 3.34b)。图 3.34c 是上述解剖关系的侧斜位观示意图。

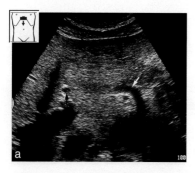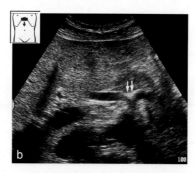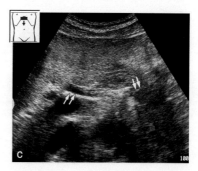

图 3.33　肝动脉和脾动脉横切面超声检查。**(a)** 高位横切扫查显示肝动脉(↑)分支和脾动脉(↓)。**(b)** 图 3.32 所示切面超声声像图,显示腹腔干的分支(↓↓)。**(c)** 低位横切扫查显示图 3.32 所示切面之外的部分肝动脉(↑↑)和脾动脉(↓↓)。

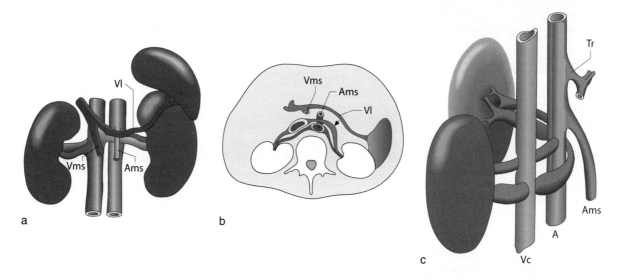

图 3.34　肠系膜上动脉、脾静脉和肾血管相互之间的位置关系。**(a)** 脾静脉(Vl)、肠系膜上动脉(Ams)、肾动静脉和肠系膜上静脉(Vms)的前面观。　**(b)** 图 a 中血管的横断面,受腹主动脉和肠系膜上动脉挤压,左肾静脉轻度扩张(←)。**(c)** 肠系膜上动脉和肾血管走行示意图。A=腹主动脉,Tr=腹腔干,Vc=下腔静脉。

横切面扫查肠系膜上动脉、脾静脉和肾血管

　　将探头置于上腹部做横切扫查,先找到肠系膜上动脉,其前方为脾静脉,然后向下平行扫查。有时可以显示左肾静脉(图 3.35),它向左走行于腹主动脉和肠系膜上动脉之间。通常,左肾静脉在肠系膜上动脉后方内径变细,至腹主动脉左侧逐渐增宽。检查时,探头应保持小幅缓慢移动,向下扫查整个区域。有针对性地去寻找,可提高肾动脉的显示概率。

　　多数情况下,可以追踪显示右肾血管的行径,直至肾脏。将探头横向置于腹中线右侧,显示

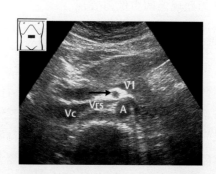

图 3.35　左肾静脉横切面声像图。A=腹主动脉,Vc=下腔静脉,Vl=脾静脉,肠系膜上动脉 (→)。

下腔静脉(图 3.36a)。以肾脏上方平面为起始位置,向下缓慢扫查。如无气体干扰,可以看到管腔明显增大的右肾静脉汇入处(图 3.36b)。随探头向下移动,声像图上右肾静脉将与下腔静脉分开,向外侧靠近肾脏。这是因为右肾静脉向右下走行时,与下腔静脉稍呈斜角。再往下扫查,右肾静脉逐渐靠近肾门(图 3.36c)。此时,通常也可以显示与肾静脉伴行的右肾动脉(图 3.36d,e)。调整探头角度,取与肋弓平行的斜切面有助于完整显示右肾静脉(图 3.36f)。然而,对于左肾血管,扫查难度更高。

纵切面扫查肾血管

从横切面看,肾血管的纵切检查有 5 个标准平面(图 3.37)。

将探头沿腹主动脉长轴放置,找到腹主动脉、肠系膜上动脉和夹在两者间的左肾静脉(图 3.38a,b)。然后,向左侧小幅度移动探头,至腹主动脉消失,这时会显示左肾动静脉断面:前方较粗的是左肾静脉,后方较细的是左肾动脉,但追踪左肾血管行径至肾门非常困难(图 3.38c~e)。

随后,探头重新返回起始位置,改为向右小

幅度移动,直到腹主动脉从图像上消失。这时,右肾动脉会出现在腹主动脉和下腔静脉之间,其前方是左肾静脉截面,以及肠系膜上静脉的长轴切面(图 3.39a)。接着向右移动探头,会显示下腔静脉,右肾动脉在其后方穿过(图 3.39b)。保持右肾动脉在视野中,探头继续向右,下腔静脉右侧开始出现右肾静脉(图 3.39c)。追踪右肾动静脉至肾门处(图 3.39d),其相应走行见图 3.39e。

髂血管

腹主动脉和下腔静脉在骶岬部上方,腹前壁投影约位于脐部水平,分别延续为髂总动脉和髂总静脉。续行数厘米后,再分出为髂内外血管(图 3.40)。

超声可以从 3 个切面显示髂血管:下腹部横切面(平面 1)、经血管短轴切面(平面 2)和经血管长轴切面(平面 3)(图 3.41)。

下腹部横切面扫查髂血管

将探头置于脐下取横切位(图 3.41,平面 1),先稍向上扫查找到腹主动脉和下腔静脉末端横切面。然后向下缓慢移动探头,观察它们如何延

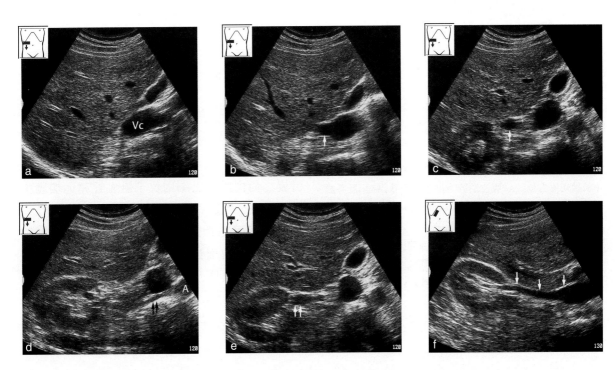

图 3.36　右肾静脉横切面超声检查。(a) 右肾上方水平横切面,经过下腔静脉(Vc)。(b) 稍下方切面,显示右肾静脉汇入处(↑)。(c) 探头再向下,显示右肾静脉到达肾门(↑)。(d) 在此切面中,开始显示从腹主动脉(A)发出的走行于下腔静脉后方的右肾动脉(↑↑)。(e)显示靠近肾脏的右肾动脉节段(↑↑)。(f)与肋弓平行的斜切面显示右肾静脉全程(↓↓↓)。

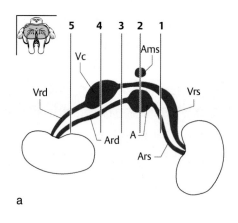

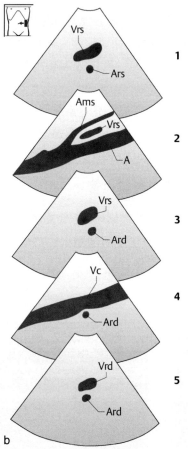

图 3.37 肾血管的 5 个标准长轴切面。(a)横切面上显示 5 个长轴切面方位。A=腹主动脉,Vc=下腔静脉,Ams=肠系膜上动脉,Ars=左肾动脉,Vrs=左肾静脉,Ard=右肾动脉,Vrd=右肾静脉。(b)5 个标准长轴切面:平面 1: 左肾动脉(Ars)和静脉(Vrs)。平面 2:腹主动脉(A)和肠系膜上动脉(Ams)。平面 3: 左肾静脉和右肾动脉(Ard)。平面 4: 下腔静脉(Vc)和右肾动脉。平面 5: 右肾动脉和右肾静脉(Vrd)。

续(图 3.42a,b)。越往下,视野中左右髂血管断面的位置越会逐渐向侧后方移动(图 3.42c)。而前方的肠道气体会影响成像质量。

横切面扫查髂血管

转动探头,使之与髂血管走行垂直(图 3.41,平面 2),向远端连续观察血管横切面,想象血管的三维走向,学会区分髂动静脉。

纵切面扫查髂血管

在髂血管处,转动探头,沿髂血管走行方向做长轴扫查(图 3.41,平面 3,图 3.43a)。将探头逐渐向下移动(图 3.43b),找到髂内动脉起点,再往下,前方肠道气体通常会严重干扰成像质量(图 3.43c)。

腹膜后血管旁淋巴结

> **重点**
>
> ● 直径≥1cm 的淋巴结考虑可疑病变。

超声能显示的腹部淋巴结均位于大血管周围,因此,腹部血管超声检查常规应观察周围有无淋巴结肿大。炎症、肿瘤转移或恶性淋巴瘤等都可引起腹部淋巴结肿大。理想的成像条件下,高频超声可以显示直径 0.5~1.0cm 的淋巴结,而直径≥1cm 应视为可疑病变淋巴结。

淋巴结的解剖位置

腹壁淋巴结均沿腹主动脉、下腔静脉和髂血管分布,负责下肢、小骨盆和腹膜后器官的淋巴引流。而内脏淋巴结则位于髂血管和远端腹主动脉前方,沿肠系膜上动静脉、腹腔干及肝门、脾门和肾门血管分布,负责胃肠道、胰腺、肝脏和胆囊的淋巴引流。超声显示血管旁小淋巴结非常具有挑战性,需要熟练的检查技巧和合理选择病例。

表 3.4 总结了腹壁和内脏淋巴结群沿腹部大血管的分布情况。

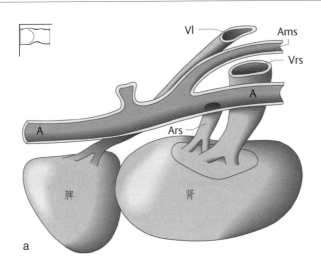
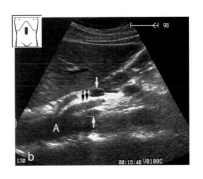

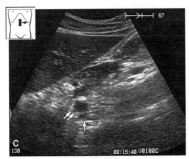
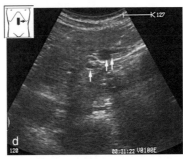
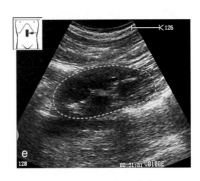

图 3.38　左肾血管纵切面超声检查。**(a)** 左肾血管纵切面示意图。注意此切面同时经过腹主动脉(A)、肠系膜上动脉(Ams)、左肾动脉(Ars)、左肾静脉(Vrs)和脾静脉(Vl)。**(b)** 图 a 对应超声声像图。显示腹主动脉(A)，肠系膜上动脉(↓↓)，左肾静脉(↑)，脾静脉(↓)。**(c)** 探头向左移动，显示左肾动脉(↑)和肾静脉(↑↑)紧贴在腹主动脉左侧。**(d)** 探头继续向左，显示左肾门处肾动脉(↑)和肾静脉(↑↑)。**(e)** 探头再往左，左肾(虚线框)出现在声像图中。

超声表现

超声鉴别良恶性淋巴结尚无统一标准，不同教材意见不一。

炎性淋巴结相对较小(<2cm)，呈椭圆形，低回声。肝门区炎性淋巴结多由急性肝炎引起，但也可见于肝脏和胆道的慢性疾病(图 3.44)。慢性炎性肠病一般不引起淋巴结明显增大。

转移性淋巴结形态饱满或呈圆形，多表现为不均匀的高回声(图 3.45 和图 3.46)。恶性淋巴瘤时，淋巴结常明显增大，回声均匀减低，形态多不规则(图 3.47 和图 3.48)。如果沿腹部大血管向下快速横切扫查，声像图上这些血管旁肿大淋巴结常呈较小的圆形低回声肿块(图 3.49)。

鉴别诊断

鉴别诊断时需注意勿将马蹄肾和副脾误认为肿大的淋巴结。

纵切扫查时，马蹄肾表现为腹主动脉前方的圆形团块(图 3.50)。但在横切面上，由于周边气体干扰，有时很难明确这个团块与双侧肾脏的关系。

声像图上没有可鉴别副脾和淋巴结的特征表现，但副脾通常表现为与脾脏回声相似的均匀团块(图 3.51)。

重点

- 鉴别良恶性淋巴结肿大尚无明确标准。
- 炎性淋巴结常为低回声，而转移性淋巴结多为高回声。

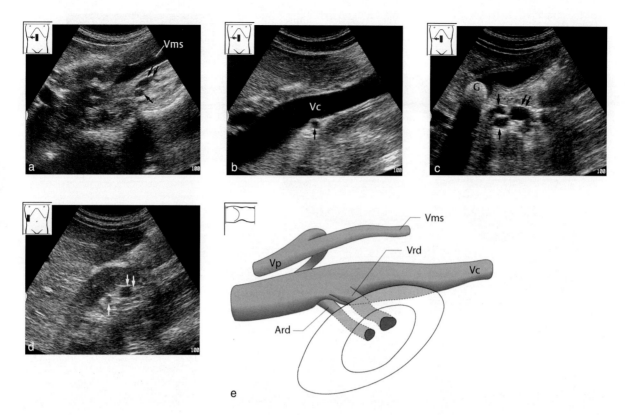

图 3.39 右肾血管纵切面超声检查。**(a)** 腹主动脉和下腔静脉纵切面扫查，显示右肾动脉(↑)、左肾静脉(↓ ↓)和肠系膜上静脉(Vms)。 **(b)** 探头向右移动，显示下腔静脉(Vc)从右肾动脉(↑)前方穿过。 **(c)** 探头继续向右移动，显示已发出分支的右肾动脉和右肾静脉(↓ ↓)。注意意外发现的胆囊结石(G)。 **(d)** 肾门处肾动脉(↑)和肾静脉(↓ ↓)。**(e)**图 d 中相应结构解剖关系示意图 。注意右肾血管(静脉 Vrd 和动脉 Ard)如何分别从下腔静脉后方通过。Vp=门静脉，Vms=肠系膜上静脉，图中肾脏用透明轮廓线标识，有助于看清肾血管。

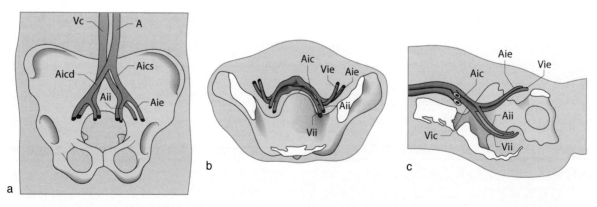

图 3.40 髂血管的解剖。**(a)** 髂血管前面观。动脉起初位于静脉前方，后转至侧方。髂血管的走行在纵切面和横切面显示更清楚。A=腹主动脉，Vc=下腔静脉，Aics=左髂总动脉，Aicd=右髂总动脉，Aii=髂内动脉，Aie=髂外动脉。**(b)** 髂血管横断面。髂血管分叉后，髂总动脉和髂总静脉开始向后方走行，内侧支延续此方向，而外侧支则转而向前。Aic=髂总动脉，Aie=髂外动脉，Aii=髂内动脉，Vie=髂外静脉，Vii=髂内静脉。**(c)** 髂血管纵切面，注意血管下行时，动脉开始位于静脉前方，后转至侧方。Aic=髂总动脉，Aie=髂外动脉，Aii=髂内动脉，Vic=髂总静脉，Vie=髂外静脉。

3

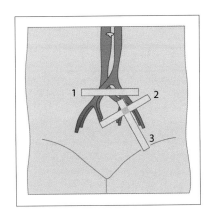

图 3.41 髂血管超声扫查常用的 3 个平面。1= 下腹部横切面,2=血管前方横切面,3=血管前方纵切面。

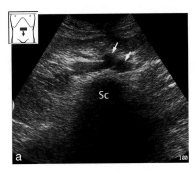 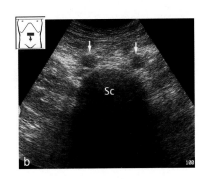 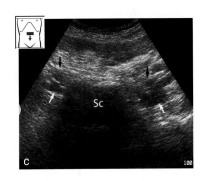

图 3.42 髂血管下腹部横切面超声检查。(a) 腹主动脉分叉水平,Sc=脊柱椎体。(b) 探头向下移动,显示左右髂总动脉 (↓)。(c) 探头继续向下,血管走行逐渐偏向侧后方。髂总动脉(↓),髂总静脉(↑)。

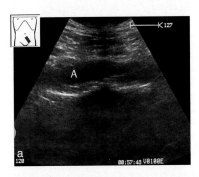 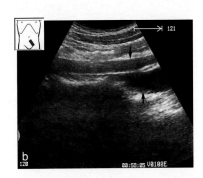 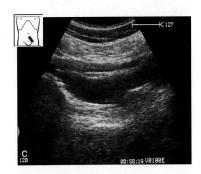

图 3.43 左侧髂血管纵切面超声检查。(a) 左侧髂血管分叉区域长轴扫查,A=腹主动脉。(b) 探头沿血管走行向下移动。髂总动脉(↓),髂总静脉(↑)。(c) 探头继续向下,此位置受肠道气体干扰,导致血管显示不清。

表3.4 腹壁和内脏淋巴结在腹部血管旁的分布

腹壁	内脏
下腔静脉	腹主动脉
腹主动脉	髂血管
髂血管	肠系膜下动脉
	肠系膜上动脉
	腹腔干
	肝门处
	脾门处

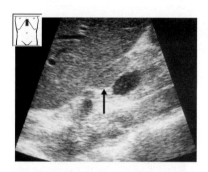

图3.44 慢性丙型肝炎患者肝门区肿大淋巴结(↑)。

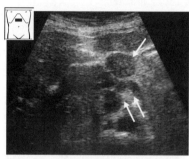

图3.45 胃癌患者腹腔干（↑↑)分叉处肿大的淋巴结(↓)。

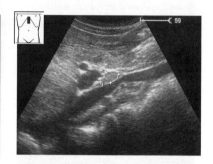

图3.46 非霍奇金淋巴瘤(NHL)患者下腔静脉前方肿大淋巴结（光标所示区域）。

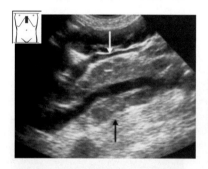

图3.47 低分化非霍奇金淋巴瘤患者，病灶分布于腹主动脉前方(↓)及后方(↑)。

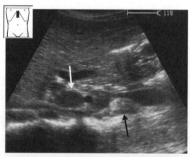

图3.48 恶性非霍奇金淋巴瘤患者，病灶分布于腹主动脉和下腔静脉前方(↓)及后方(↑)。

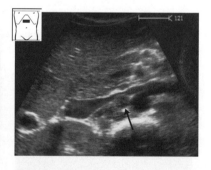

图3.49 腹主动脉和下腔静脉间肿大的淋巴结(↑)。

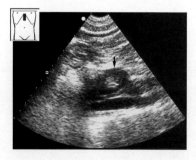

图3.50 马蹄肾(↓)纵切面声像图,显示腹主动脉前方椭圆形团块。

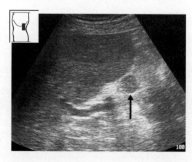

图3.51 副脾 （↑）声像图呈小圆球形，与脾脏回声类似。

第 4 章

肝脏

4.1 引言

学习目标

- 肝脏定位。
- 明确肝脏边界。
- 观察肝脏整体。
- 认识肝脏检查的盲区。

  肝脏是右上腹部的主要器官。它被肋骨保护,大部分由肋弓覆盖。了解其大体的解剖结构,对于超声检查有着特殊的意义。

- 肝脏体积较大,从一个方向难以完整观察,需要从多个角度和方向进行扫查。

- 肝脏应通过肋缘下及肋间隙扫查 (图4.1)。如果不是很熟悉肝脏的扫查范围,即使在同一区域反复扫查多次,仍旧存在盲点,图4.2说明了这一问题。

4.2 肝脏定位

▶扫描屏障
- 肋骨
- 横膈
▶声窗
- 见图4.1
▶优化检查条件
可以让患者:
- 将右臂抬至头顶
- 扩展腹部

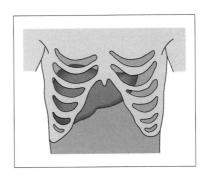

图 4.1　肝脏探查方式。

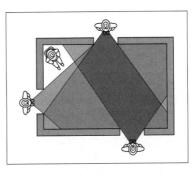

图 4.2　形象演绎了肝脏超声扫查的盲区。一名观察者通过 3 扇窗户观察屋子,他只看到了房间中央及 5 个角落,无法看见坐在屋内一个角落的人。

- 深吸气
▶方法
- 将探头横向置于上腹部(图4.3)
- 多数患者能显示肝脏
- 也可以沿腹主动脉及下腔静脉向上扫查
▶难点
- 由于肝脏体积较大,它很容易被扫查到

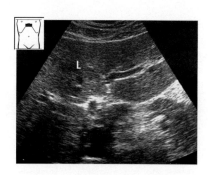

图 4.3　上腹部肝脏(L)横断面。

4.3 完整显示肝脏

由于肝脏体积较大,学习如何完整扫查肝脏时最好循序渐进。

- 了解肝脏轮廓
  - 肝脏下缘
  - 肝脏上缘
  - 肝脏左缘
- 测量肝脏体积
  - 纵切面
  - 肋缘下横切及斜切面
  - 肋间切面

肝脏轮廓

确定肝脏下缘

肝脏的下缘较锐利,这在超声检查中很容易观察到。将探头纵向置于上腹部腹中线略微偏右的位置,探头的尾端较头端更深地压入腹壁以使扫查方向略微向上,这样就能显示出肝脏锐利的下缘(图4.4a)。

将探头纵向向左移动尽可能贴近肋弓。探头适当加压,使肝脏的下缘位于显示屏右侧。

当探头向左移动,肝脏截面逐渐变小直至消失。此时的声像图上表现为由胃内气体和液体内容物形成的高低回声混杂图像。

返回腹中线开始向右扫描,显示主动脉和下腔静脉。下腔静脉左侧出现的"黑色"结构即为胆囊。有时还可以显示右肾。向右移动探头,肝下缘逐渐变钝(图4.4b,c)。

在肥胖患者以及肠道气体干扰时,肝脏会显示不清。让患者深吸气并使腹部膨胀有助于提高图像质量。

图4.4为正常肝脏声像图。图4.5显示条件较差的情况下的肝脏声像图,该图像对应于图4.4b中的部分。

当完成一次肝脏肋下扫查后,请再扫查一次,并注意观察细节。肝脏下缘在超声图像中呈现为大致三角形的形状。肝脏的前缘贴于腹壁,平坦而光滑,后缘在其下部略微凹陷,上方则略微凸起(图4.6)。前后缘之间的角度左侧为30°~45°,右侧为45°~70°(图4.7)。后缘表面有数个凹陷,如肝门以及胆囊和右肾的压迹。

图4.8显示了从左向右扫查肝脏而获得肝下缘纵切面图。注意胆囊和肾脏对肝脏轮廓变化的影响。

提示

- 在检查肝脏下缘的纵切面时,探头的尾端较头端更用力地压入腹壁。
- 通过探头加压使肝脏下缘保持在图像的右侧。
- 在右侧结肠有气体干扰时,嘱患者深吸气以使腹部膨隆有助于检查。

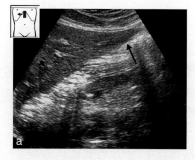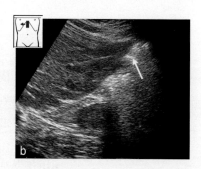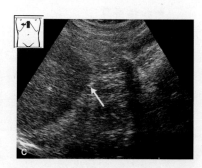

图 4.4　肝脏下缘图示。(a)探头置于腹中线位置检查肝脏左叶,注意肝脏下缘形成的锐角(↑)。(b)探头向右移动至锁骨中线位置,此时肝脏下缘没有那么锐利了(↑)。(c)探头继续向右侧移动,此时肝脏下缘显示欠清,角度相对圆钝(↑)。

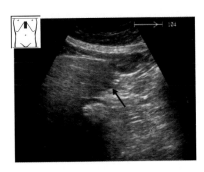

图4.5　此肝脏的下缘(↑)较难显示。

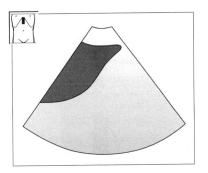

图4.6　肝脏下缘的形状。注意肝脏后缘的下部凹陷,上方凸起。

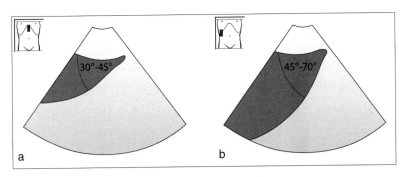

图4.7　肝脏下缘的角度。(a)左肝。(b)右肝。

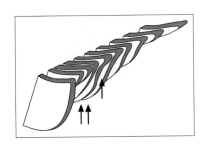

图4.8　肝脏下缘的连续纵切面。后缘受到胆囊(↑)及右肾(↑↑)的挤压。

肝下缘的异常和变异

▶**脂肪肝**　除了回声增强,肝脂肪浸润还使得肝下缘变圆变宽(图4.9和图4.10)。

▶**肝硬化**　正常肝脏具有光滑的下缘轮廓。肝硬化时肝内再生结节会造成分叶状轮廓(图4.11)。

▶**利德尔叶**(Riedel lobe)　利德尔叶是肝右叶下缘的一种舌状突出,向下延伸越过肾脏下极(图4.12)。

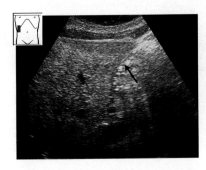

图4.9　脂肪肝。肝脏前后缘间的角度扩大(↑)。

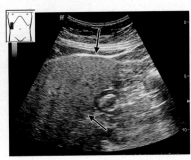

图4.10　脂肪肝。注意肝脏下缘的膨隆(↑)。

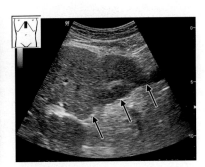

图4.11　酒精性肝硬化。肝脏下缘表面呈结节状(↑↑↑)。

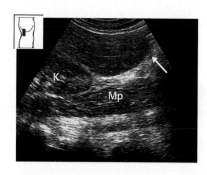

图4.12　利德尔叶。利德尔叶是肝右叶(↑)下缘的一种舌状突出,向下延伸越过肾脏下极。Mp=腰大肌,K=肾脏。

确定肝脏上缘

肝脏的上缘左叶较平坦,而右叶凸起。扫查方法与检查肝下缘类似。将探头纵向置于腹中线右侧肋弓下方,向上倾斜直到肝脏的上缘出现在屏幕的左侧。注意膈肌的高回声,探头头端(图像的左侧)可以看到心脏搏动。

沿着肋弓向左侧纵向平移扫查直到肝脏边缘。然后返回右侧,沿着右肋弓继续扫查(图4.13)。

> **提示**
>
> ● 将探头紧贴右肋弓可使肋下扫查的角度相对平坦。

重复纵向扫查肝脏上缘,此时可以观察肝脏切面的形状。左肝上缘外形平坦,心脏位于膈肌上方与之相邻。肝脏的上缘与其前缘形成直角 (图4.14)。探头越向右移动,肝脏表面越凸起。此时,需要稍用力按压探头,在肋缘下以相对较陡的角度扫查,以便观察到膈肌。即便如此,在屏幕左侧完整地显示整个肝脏切面仍比较困难(图 4.15)。

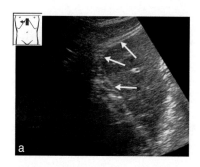
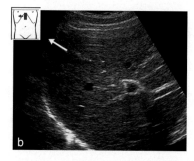
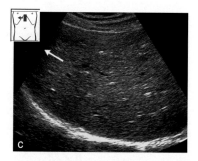

图4.13　肝脏上缘图示。(a)肝左叶上缘(↑↑↑)。探头放置于腹中线。(b)探头向右移动,显示肝脏左侧边界(↑)。(c)探头继续向右,直至肝脏上缘(↑)。请将此图与图 4.15 比较。

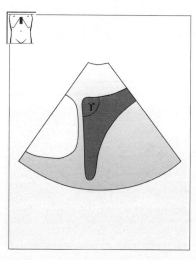

图4.14　肝左叶上缘。注意肝脏前缘与膈面形成的直角。

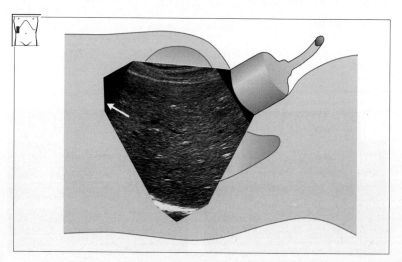

图4.15　肝右叶上缘。注意肝脏前缘并不能完全显示。

想象一下,在纵切扫查时,屏幕的左侧是患者头端而右侧是尾端。当探头角度向头端倾斜时,扫查角度将变得更加水平。在完全水平的扫查角度下,肝脏的前缘才会显示。通常是肝前缘和上缘因盲区仅能部分显示,肝脏的盲区见示意图 4.16。

确定肝脏左缘

肝脏的左缘在纵向扫查上下缘时可以看到,现在可以用横断面扫查肝左缘。将探头横向或沿肋弓略微倾斜方向置于腹中线略偏左,于肋缘下向上倾斜扫查直至看到搏动的心脏,垂直扫查显示肝脏的左缘。改变角度向下移动探头扫查,肝脏截面形状

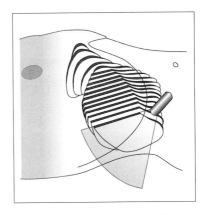

图4.16 通过肝脏上缘的连续扫查。注意肝脏的前缘无法显示。

逐渐由梯形(图 4.17a)变为三角形(图 4.17b,c)。

这一转变可能较难理解,因为在较高位置的横切面中肝脏的左缘也不具有梯形形状。但此时探头向上扫查产生的切面并不是真实的上腹部横切面,而只是接近冠状面的截面。图 4.18 和图 4.19

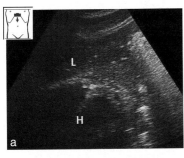
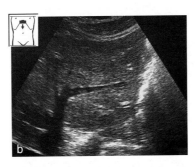
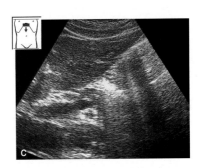

图4.17 肝左叶横切面扫查。(a)探头横向置于上腹部肋弓处,探头尽量向上倾斜形成了一个几乎呈冠状的切面。可以看见肝脏(L)及心脏(H)。(b)探头向下缓慢移动,直至心脏不再显示。(c)探头继续向下,此时扫查平面几乎与上腹部平行。

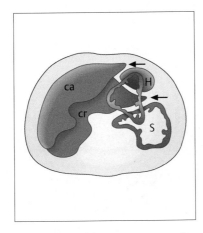

图4.18 肝脏左缘的两个横断面。尾侧(ca)在前,头侧(cr)在后。在头端切面,肝脏周围可显示胃(S)与心脏(H)。注意在两个切面肝左缘都成锐角(←)。

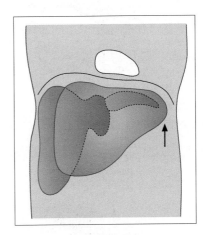

图4.19 肝脏的两个冠状切面,前面的是肝脏前缘而后面的是后缘。注意前缘冠状切面时肝脏圆钝的边界(↑)。

解释了这一现象。

上图显示：当从横切面扫查肝脏左缘时，首先是肝脏前部冠状面，此水平肝脏截面呈梯形。当探查角度逐渐向下时，肝脏的后部和下部横切面逐步显示出来，此时切面表现为三角形，边缘更加锐利。

肝脏整体扫查

在了解肝脏的边界后，应学习如何显示肝脏的整体。可从三维角度想象肝脏。肝脏基本的扫查切面有三个：纵切面(图 4.20a)、肋缘下横切面或斜切面(图 4.20b)以及肋间切面(图 4.20c)。

纵切面扫查肝脏

首先明确肝脏的上下缘，然后纵切扫查整个肝

脏，由下至上及由上至下扫查(图 4.4 和图 4.13)。记住部分肝右叶上缘在纵切检查中是"盲点"。

肋缘下横切或斜切面扫查肝脏

肝脏纵切声像图是通过平行切面扫查完成的，而肋下横切检查则是通过扇形扫查完成的。整个检查需要沿着肋缘从左至右进行 4~5 次扇形扫查。

首先将探头置于上腹部腹中线左侧，显示肝左缘，进行扇形扫查(图 4.21)。

也可以将探头略微偏斜平行于肋缘扫查肝脏(图 4.20b 和图 4.22)。

重复以上过程，会发现肝左叶的弧形顶部相对较清晰，而右叶(尤其前部)的顶部则较模糊，这是由于左叶可通过上腹部直接检查，并且左半

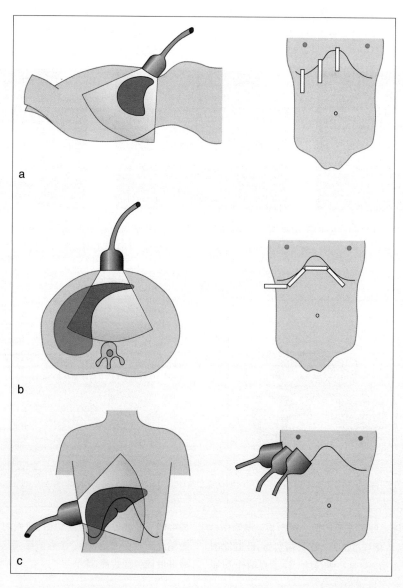

图4.20　肝脏的完整扫查。(a)纵切面。(b)横切或斜切面。(c)肋间切面。

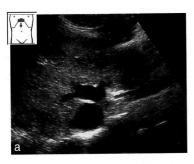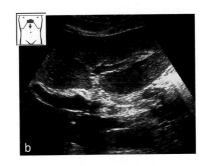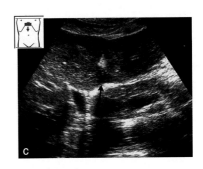

图4.21 横切面扫查肝脏(肝脏中央)。(a)探头横向置于上腹部中线,探头角度斜向上。(b)探头下移,扫查下一层面。(c)探头角度继续下移,肝脏断面变窄(↑)。此检查平面与腹壁垂直。

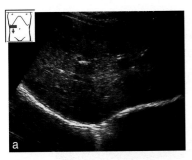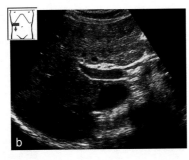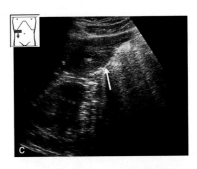

4

图4.22 横切面扫查肝脏(肝右叶)。(a)探头横向置于腹中线右侧,探头角度斜向上。(b)探头略下移。(c)探头继续下移,肝脏断面变窄(↑)。此检查平面与腹壁垂直。

横膈较右侧低(图 4.23)。

肋间切面扫查肝脏

第三种肝脏检查方法是通过肋间隙扫查。设想一下肋骨的横向走行以及肋弓的前缘,可通过触诊来识别肋骨,将探头置于肋间隙扫查。肋间扫查是上腹部超声检查的重要步骤。为了帮助学习,我们将进行更详细的描述。

肋间扫查应遵循以下三步:

1. 以扇形方式扫查肝脏。

2. 将探头沿肋间隙前后移动后重复步骤 1。

3. 将探头移至下一个肋间,重复步骤 1 和 2。

通常将探头横向置于肋间隙略靠后方的位置,注意扫查平面应与肋骨平行。显示肝脏后,于肋间隙扇形扫查肝脏(图 4.24)。然后,将探头在同一肋间隙向头端及尾端移动并重复扇形扫查。接下来,将探头移至相邻肋间隙并重复以上过程。初学者应严格遵守这一程序,尽管这一过程有些乏味。

当你完成以上练习时,回想一下你检查过的肝脏各个部分。上述扫查显示的靠近胸壁及探头的肝脏部分是肋下纵切、横切及斜切时难以显示的部分,而肝脏后下段在肋下扫查时显示得更清晰。

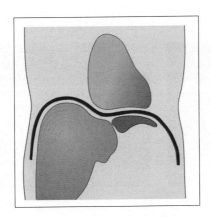

图4.23 左半横膈与右半横膈的位置关系。

重点
肋间扫查遵循以下三步: 1.以扇形方式扫查肝脏。 2.将探头沿肋间隙移动扫查。 3.将探头移至下一个肋间,重复步骤 1 和 2。

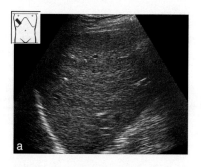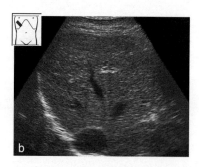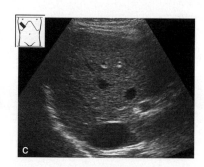

图4.24　肋间切面扫查肝脏。(a)探头横向置于肋间隙,探头角度向上倾斜。(b)探头略下移。(c)探头继续下移,此时检查平面与体表垂直。

4.4 器官详述

学习目标
- 观察肝脏形状。
- 测量肝脏大小。
- 观察肝实质回声。
- 观察肝静脉、门静脉、韧带及肝裂隙。

形状

肝脏外形在前面部分已经介绍过。异常表现包括肝前缘角度增大,肝脏边界钝化以及轮廓不规则,可参阅前文中"肝下缘的异常和变异"内容。

大小

经过锁骨中线测量的肝右叶上下径通常为12~13cm,不过正常肝脏的大小存在个体差异。

肝实质

肝实质表现为较致密的均匀回声。肾实质的

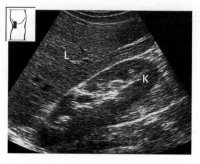

图4.25　正常肝脏回声。肝实质(L)与肾实质(K)回声接近。

回声略低于肝脏,可作为参照来评估肝脏回声(图 4.25)。

肝实质回声异常:肝弥漫性病变

▶ *脂肪肝*　超声检查中最常见的肝脏病变之一,是由于脂肪浸润导致的肝实质回声增强。病因包括过度饮食、酒精成瘾、肝炎、糖尿病、脂肪代谢紊乱或药物损伤等。脂肪肝的超声特征性表现为肝实质回声增强(图 4.26)和后方回声衰减(图 4.27)。还可能发现肝脏下缘圆钝以及肝静脉变窄。

▶ *门静脉回声增强*　偶尔在正常肝脏中可显示为高回声的门静脉横断面(图 4.28)。

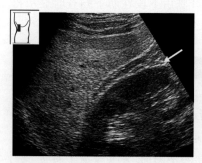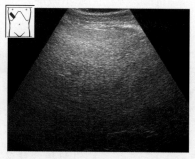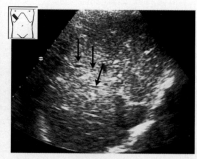

图4.26　脂肪肝。肝脏回声明显较肾脏密集增强。肾周脂肪也表现为高回声(←)。

图4.27　脂肪肝(高甘油三酯血症)。肝脏后方回声明显衰减,肝内血管模糊。

图4.28　肝脏正常变异。门静脉壁回声明显增强(↓↓↓)。

▶**肝硬化**　肝硬化表现为颗粒粗糙的杂乱回声(图 4.29)(见表 4.6)。

▶**肝转移瘤**　广泛的转移瘤会表现为整个肝脏的回声杂乱不均匀,有时病灶边界难以鉴别(图 4.30)。

肝实质回声异常:肝局灶性病变

肝局灶性病变的诊断对超声医师来说是一种挑战。许多病变超声可以明确诊断,但有些病变则需要结合其他检查诊断。当发现肝局灶性病变时,应全面地观察以下特征。

- 回声:无回声,低回声,等回声,高回声,强回声,后方回声增强,声影
- 形态:圆形,椭圆形,扇形,不规则形,三角形,多边形
- 边界:清晰,不清晰
- 大小:至少测量两条径线
- 内部回声:均匀/不均匀,边界低回声/高回声,中央低回声/高回声
- 数量:单个,多个,大量

- 位置:肝内(右叶,左叶,肝段),周围血管
- 与周边关系:膨胀性、浸润性

重点

- 病灶的回声是肝脏局灶性病变鉴别诊断的重要指标。

无回声病灶

▶**孤立性单纯性肝囊肿**　超声可清晰显示 5mm 以上病灶,这类囊肿通常是先天性的,在成人中的发病率达 4%以上。超声特征是病灶呈圆形或椭圆形,边缘光滑,壁薄,内部无回声,后方回声增强,侧壁回声失落(图 4.31 和图 4.32)。超声可以明确诊断,多发性肝囊肿并不少见(图 4.33)。

▶**多囊肝**　遗传性多囊肝的表现为肝脏内弥漫分布大小不等的囊肿(图 4.34)。

▶**寄生虫性囊肿**　包虫感染形成囊肿的超声特点为高回声囊壁,囊内分隔及子囊(图 4.35)。

肝脏无回声病灶的鉴别诊断见表 4.1。

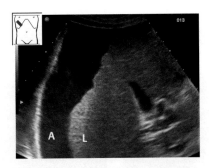

图4.29　肝硬化。肝脏回声增粗(L),周边见腹水包绕(A)。

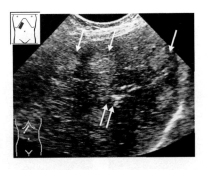

图4.30　弥漫性转移性肝癌。超声显示肝脏内多发高回声团块及钙化回声。

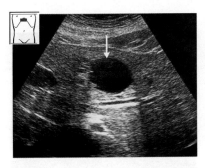

图4.31　肝囊肿(↓)。注意圆形光滑的边界,无回声囊壁,后方回声增强及侧壁回声。

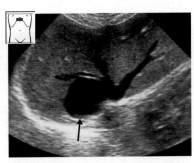

图4.32　单发囊肿压迫肝右静脉(↑)。

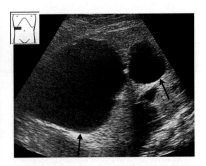

图4.33　肝多发囊肿(↑↑),其中一个直径为8cm。

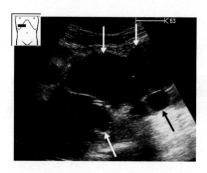

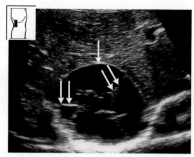

表4.1　肝脏无回声病变

无回声
单纯性肝囊肿
肝包虫囊肿
先天性肝内胆管扩张症(Caroli 病)
肝转移瘤坏死液化

图4.34　大小不一的肝多发囊肿(↓),数量超过 20 个。

图4.35　包虫感染。较大的多房囊肿(↓)有明显分隔(↓↓),囊壁回声较高。

低回声病灶

　　肝脏低回声病灶有时难以鉴别。呈圆形或椭圆形病灶通常怀疑为转移瘤。表4.2 列出了其他病因。

　　▶**转移瘤**　肝转移瘤(图 4.36 至图 4.42)可呈低回声(图 4.37 和图 4.38),也可呈等回声或高回声。当病灶较小时,内部回声相对均匀,典型表现为病灶周边低回声环绕呈靶环征(图 4.40 和图 4.41)。

　　▶**腺瘤**　肝腺瘤(图 4.43)较为罕见,可表现为圆形的低回声或等回声团块。肝腺瘤属于癌前

表4.2　肝脏低回声病变

低回声
肝转移瘤
肝腺瘤
肝局灶性结节性增生
不典型肝血管瘤
肝细胞性肝癌
肝脓肿
肝局限性脂肪分布不均
肝血肿

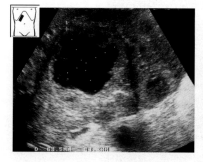

图4.36　尿路上皮癌肝脏转移,中央可见坏死。

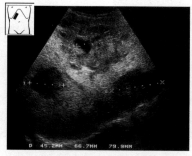

图4.37　肝转移瘤,表现为圆形、不均匀低回声肿块。

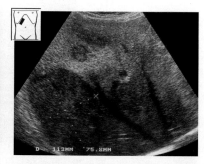

图4.38　结肠癌肝转移,表现为圆形低回声病灶,有时周围可见声晕环绕。

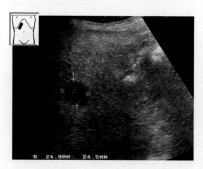

图4.39　肾细胞癌肝转移。

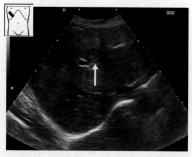

图4.40　结肠癌肝转移(↑)。表现为靶环征(低回声环)。

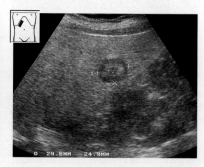

图4.41　肾细胞癌肝转移,表现为靶环征(细窄低回声环)。

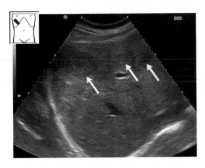

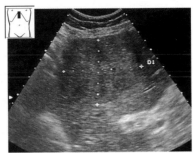

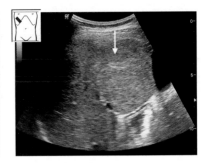

图4.42 结肠癌肝转移(↑)。肝内多发高回声或低回声肿块。

图4.43 肝腺瘤。

图4.44 肝局灶性结节性增生(↓)。

4

病变的一种。仅凭超声检查不能完全与肝转移瘤或肝细胞肝癌鉴别。

▶**局灶性结节性增生(FNH)** FNH(图 4.44)表现为低回声或等回声肿块,与腺瘤或不典型血管瘤往往难以鉴别。

▶**不典型血管瘤** 典型血管瘤通常表现为高回声,但不典型血管瘤可能表现为不均匀低回声团块。

▶**肝细胞肝癌(HCC)** 肝细胞肝癌(图 4.45)是最常见的原发性肝脏恶性肿瘤(包括:肝细胞性,胆管细胞性,混合性)。病变常见于肝硬化背景,表现为不均质低回声或高回声团块。肝细胞肝癌可以单发或多发。

▶**肝脓肿** 肝脓肿(图 4.46)超声表现多样,可表现为低回声不均匀团块或边界不清的圆形高回声团块。

▶**肝局限性脂肪分布不均** 正常肝实质内没有被脂肪浸润的区域,通常位于胆囊旁,呈三角形或椭圆形低回声(图 4.47 和图 4.48)。

▶**血肿** 肝血肿(图 4.49)表现为肝实质内不规则低回声区。

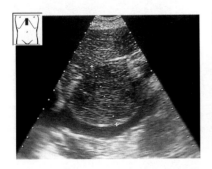

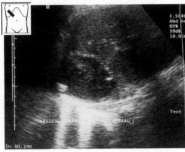

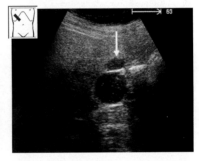

图4.45 肝细胞肝癌。

图4.46 膈下细菌性肝脓肿。

图4.47 形态不规则的肝局限性脂肪分布不均(↓)。

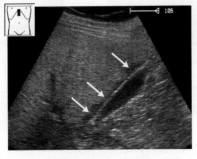

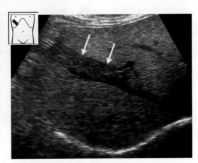

图4.48 局限性脂肪未浸润(→)。位于胆囊旁的肝局限性脂肪分布不均。

图4.49 肝内血肿(↓)。

等回声病变

病变回声与肝实质回声接近,通常由于周围肝实质回声的改变(占位效应,声晕)或结构异常(图 4.50 和图 4.51)而被扫查到。病因见表 4.3。

高回声无声影病变

肝脏高回声病变列表见表 4.4。转移瘤见图 4.55 和图 4.56,局部脂肪分布不均见图 4.57。

▶血管瘤　肝血管瘤 (图 4.52 至图 4.54)多为偶然发现。大多数病灶呈高回声,边界清晰,周边无低回声环。病灶常小于 2cm,一般呈圆形,也有不规则形,可单发或多发,部分内部可见滋养血管。

肝细胞肝癌、转移瘤(图 4.55 至图 4.57)及局灶性结节性增生有时也会表现为高回声病灶。

高回声病灶伴声影

病因列表见表 4.5。

▶血管瘤和转移瘤　肝血管瘤及肝转移瘤可伴有钙化(图 4.58 至图 4.60)。

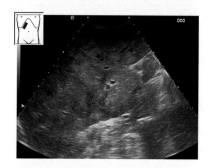

图4.50　结肠癌肝转移。病灶形态不规则,回声与周围肝实质接近。

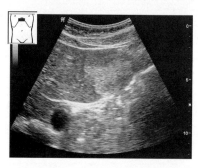

图4.51　较大的肝血管瘤。

表 4.3　肝脏等回声病变

等回声
肝局灶性结节性增生
肝细胞肝癌
肝转移瘤
肝血管瘤

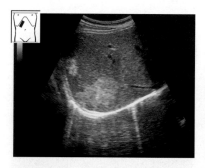

图4.52　高回声肝血管瘤。

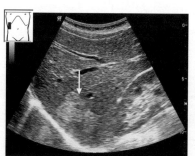

图4.53　两个小血管瘤(↓),较大者中央呈低回声。

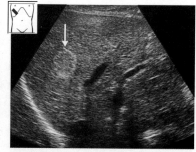

图4.54　相对低回声的血管瘤(↓)。

表 4.4　肝脏高回声无声影病变

肝内高回声病灶
肝转移瘤
肝血管瘤
肝局灶性结节性增生
肝细胞肝癌
片状局灶脂肪浸分布不均
肝圆韧带

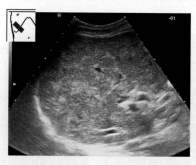

图4.55　弥漫性高回声肝转移瘤。

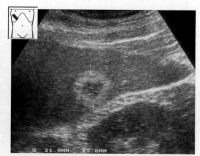

图4.56　高回声肝转移瘤,中央呈低回声。

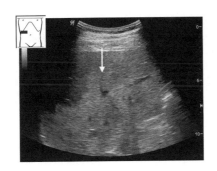

表 4.5　肝脏高回声病变
肝脏高回声病变
肝内钙化灶
肝血管瘤
肝转移瘤
胆管内积气
肝脓肿钙化

图4.57　片状肝脂肪浸润(↓),位于肝方叶。

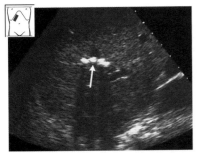

图4.58　钙化的肝血管瘤(↑)。

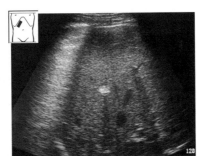

图4.59　较高回声的结肠癌肝转移瘤,后方伴声影。

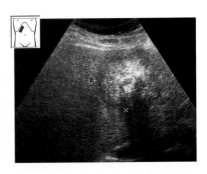

图4.60　较高回声的结肠癌肝转移瘤,后方伴声影。

▶**肝内钙化灶**　单纯性钙化在肝脏中偶尔可见。可能的病因有外伤或过往感染(图4.61)。

▶**肝圆韧带**　肝圆韧带在横切面可呈较高回声并伴有声影(图4.62)。

▶**胆管内积气**　典型的胆管内积气表现为彗尾征（图4.63）。其病因有十二指肠乳头切开术、胆道支架术、胆肠吻合术及胆管炎。

肝脏的管道结构

门静脉、胆管及肝动脉的分支走行基本一致(Glisson 鞘),在肝门部易于识别(见第 5 章,5.4节)。肝内门静脉管壁明亮,较易识别(图4.64)。肝门部胆管通常可以显示,但在没有梗阻的情况下,远端不扩张的肝内胆管难以显示(图4.65和图4.66),而肝内的肝动脉分支无法显示。

肝静脉清晰可见,管壁回声略低,以略微弯曲的走行汇至下腔静脉(图4.64)。肝静脉管径随呼吸运动改变,在汇入下腔静脉前直径不超过5mm。

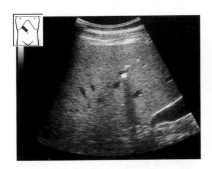

图4.61　肝内钙化灶,患者有结核病史。

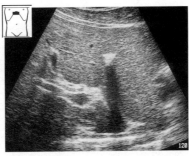

图4.62　较高回声的肝圆韧带,后方伴声影。

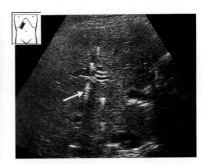

图4.63　胆管内积气,彗尾征(→)是其特征性表现。

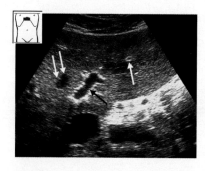

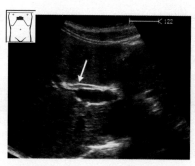

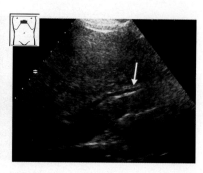

图4.64　正常肝脏血管。门静脉管壁（↑）回声明亮，而肝静脉壁（↓↓）回声相对较低。

图4.65　胆管。显示较清晰的肝内胆管（↓），位于门静脉右支的前方。

图4.66　显示良好的远端肝内胆管（↓）。

肝静脉、门静脉及胆管的异常

▶**肝静脉扩张**　右心衰竭可导致瘀血性肝大，肝静脉扩张，此时肝静脉管径不再随呼吸运动而改变（图4.67）。

▶**肝静脉狭窄**　肝硬化可导致肝静脉变窄，内径不规则（图4.68）。

▶**门静脉截断**　肝硬化门静脉分支狭窄形成的"截断"征象（图4.69）。

肝硬化中血管及胆管的改变以及其他超声征象见表4.6。

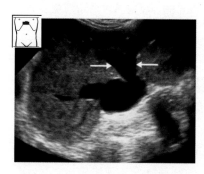

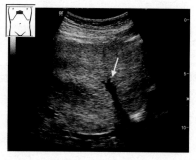

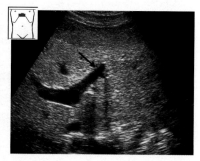

图4.67　右心衰竭患者的肝静脉扩张（→←）。

图4.68　肝硬化中肝静脉变窄，内径不规则（↓）。

图4.69　肝硬化中门静脉分支显示不清（→）。

表4.6　肝硬化的超声表现

超声观察指标	超声表现	超声观察指标	超声表现
肝脏大小	50%病例增大	肝静脉	血流减少
	后期缩小		管径改变（图4.68）
	左叶尤其尾状叶增大明显（图4.81）		分支角度>45°
肝脏形状	圆钝，膨隆（图4.10和图4.29）	门静脉	门静脉分支减少（图4.69）
	肝下缘圆钝（图4.10）	门静脉高压	门静脉>1.5cm（图5.12）
	边缘角度>45°（图4.9）		门静脉海绵样变性（图5.14）
肝脏轮廓	波浪状		脾静脉压缩性差
	规则或粗糙的结节（图4.11）		脾静脉曲张
	凹陷		脐静脉重开（图4.76d）
肝脏结构	增粗、减低、不均匀（图4.29）	胆囊	胆囊壁增厚（图6.31）
	后方回声衰减		胆囊结石较常见（图6.32）
肝脏弹性	硬度增高	脾大	较常见
		腹水	晚期常见（图4.29和图4.113c）

▶*胆管扩张* 胆管梗阻导致胆管扩张(图 4.70 和图 4.71),梗阻的原因可能为结石、肿瘤或炎症。

肝脏的分叶分段

肝脏超声分叶分段的标记有韧带、肝裂、肝静脉、门静脉分支以及特定的肝外结构等。

传统意义上肝脏分为左叶和右叶。然而,这种分叶方式并不能满足外科实际应用方面的需求。根据肝内血管分布结构还可将肝叶细分:肝静脉沿肝段间走行,而门静脉分支、胆管和肝动脉则位于肝段中央。从实用的角度来看,这就形成了一个

重点

- 从解剖学角度而言,肝方叶和尾状叶属于肝右叶。
- 从功能学角度而言,肝方叶属于肝左叶,而尾状叶是一个独立的分叶。
- 超声可以通过解剖结构鉴别各个分叶。

不同于经典解剖分叶方案的肝脏分叶系统。

这两种分叶方法的主要差别在于方叶和尾状叶(分别位于肝脏背面的下方和上方)是否划分为肝左叶还是肝右叶。解剖学上,两者都属于肝右叶。但从实际应用角度而言,方叶属于肝左叶,尾状叶则被认为是一个独立的结构。

下面将探讨肝脏的四个主要分叶——左叶(解剖学上)、尾状叶、方叶和右叶的超声识别及其分界。

通过超声识别肝脏各叶并不容易,需要多加练习才能掌握。建议读者先花一个小时认真学习这一部分,然后再进行多次练习。

首先看一下肝脏的正面观(图 4.72),镰状韧带和肝圆韧带将肝脏分为左右叶。镰状韧带附着在肝脏表面并固定于腹壁,不延伸到肝实质,超声无法显示。在肝脏正面观的下缘可见到肝圆韧带,它延伸至肝实质内,是常用的超声解剖标志。

上腹部的肝脏超声横切面不同于肝脏正面观,而相当于将肝脏翻转 90° 并从下方观察(图 4.73)。

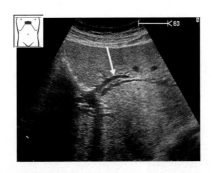

图 4.70 扩张的胆管,在远端仍清晰可见(↓)。呈"双筒猎枪"征。

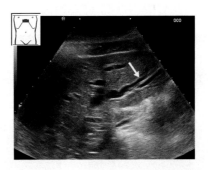

图 4.71 位于门静脉分支前方明显扩张的胆管。(↓)

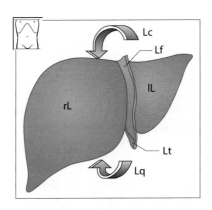

图 4.72 肝脏前面观。镰状韧带(Lf)在解剖学上将肝脏分为左右叶。Lt=肝圆韧带,Lc=尾状叶,Lq=方叶,lL=左叶,rL=右叶。

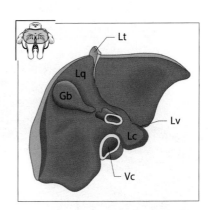

图 4.73 上腹部肝脏横断面。注意肝圆韧带(Lt)标记着左叶的边界,方叶(Lq)位于肝圆韧带与胆囊(Gb)之间。静脉韧带(Lv)区分尾状叶(Lc)和左叶,尾状叶位于静脉韧带与下腔静脉(Vc)之间。

肝圆韧带及方叶

还记得"肝圆韧带"是怎么形成的吗？它是一根从脐部延伸至门静脉（更确切地说是门静脉左支）的已经闭塞的血管，是胎儿脐静脉的残留，作用是将含氧血液输送至下腔静脉。肝圆韧带到达肝脏表面后径直走行进入肝脏，从后方向上连接门静脉左支。肝圆韧带是区分左叶及方叶的解剖标记，但它不是一个平面，而是一条线。左叶与方叶之间的实际边界是肝圆韧带所在的矢状平面。而胆囊所在的平面则形成方叶与右叶之间的边界。

横切面上定位与扫查肝圆韧带

肝圆韧带在横切面最易识别。将探头横向置于上腹部，在图像中显示下腔静脉及主动脉，并确定肝脏下缘，通常此时可以显示形态不规则的高回声的肝圆韧带。如果找不到该韧带，可稍向头侧及尾侧改变探头角度来改善图像。必要时，可将探头向左或向右略微移动并重复以上步骤。

图4.74a显示了典型的肝圆韧带超声表现。

然后，顺时针旋转探头追踪肝圆韧带横断面。注意随着扫查角度向尾侧移动，肝圆韧带的多边形截面会向图像上方移动（图4.74b）。这一水平的肝圆韧带截面变得更大，回声减低。追踪肝圆韧带直至肝脏下缘（图4.74c）。然后将探头角度向上移动，追踪肝圆韧带至门静脉。重复上述操作数次，你会对肝圆韧带的走行有一个立体的印象。

横切面扫查方叶

了解了肝圆韧带走行及空间印象后，请把注意力转向韧带左右两侧的结构。选择一个平面将肝圆韧带显示在肝实质中央（图4.74a）。韧带的左侧（图像的右侧）是左叶，韧带的右侧是方叶。

现在像先前一样缓慢向下扫查肝圆韧带，不过这次请观察方叶。仔细识别突出的方叶以及出现在肝下缘（屏幕左侧）的胆囊，它是方叶右边界的标志。以上结构的关系见图4.74d。然后再看一下图4.73并与扫查所见的内容联系起来。

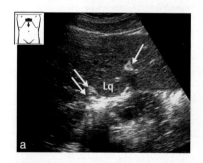 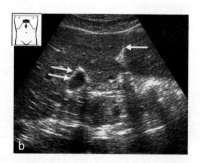 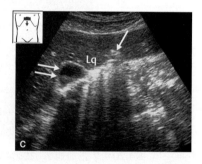

 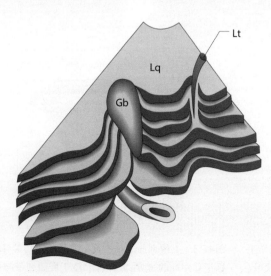

图4.74　横切面扫查肝圆韧带与方叶。(a)横切面扫查，探头角度略向上，可见三角形轮廓的肝圆韧带(↓)、方叶(Lq)及胆囊床起始部(→→)。(b)探头角度下移，可见肝圆韧带延伸至肝脏边缘(←)，此时可显示胆囊(→→)。(c)旋转探头垂直于体表扫查，显示肝脏下缘，可见肝圆韧带(↓)、方叶(Lq)及胆囊(→→)。(d)注意图示中横断面突出于胆囊(Gb)与肝圆韧带(Lt)之间的方叶(Lq)。

重点

- 肝圆韧带是划分肝左叶与方叶的标志。
- 胆囊是划分肝方叶与右叶的标志。

纵切面扫查肝圆韧带及方叶

纵切扫查肝圆韧带。先将探头横向置于上腹部,再次显示肝圆韧带(图4.75a)。然后将探头旋转90°,此时肝圆韧带显示为狭窄的带状回声(图4.75b,c)。随后从左至右轻微改变探头扫查角度,显示肝圆韧带。肝圆韧带的超声表现个体差异较大(图4.76)。

从肝圆韧带逐步向右扫查直到显示方叶(图4.77a~c)。纵切面识别方叶较横切面困难,这是因为分界结构如胆囊和肝圆韧带在纵切面不能与方叶同时显示(图4.77d)。

静脉韧带裂、静脉韧带及尾状叶

熟悉了肝圆韧带和方叶后,我们开始观察肝左叶分段的两个解剖结构:静脉韧带裂及尾状叶。不用担心已经忘记了它们的解剖位置,你会很快重新认识它们。首先,再看下图中的肝脏,回忆一下两者的解剖位置(图4.78a)。

在肝门附近肝圆韧带裂的终点处你会发现另一条韧带,于肝脏下后方表面向上走行,位于尾状叶前方弯曲的裂隙表面,将尾状叶与左叶分开。

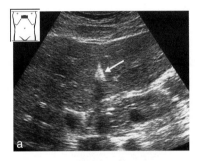 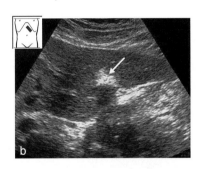 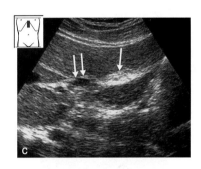

图4.75　纵切面定位肝圆韧带。(a)横切面显示肝圆韧带(←)。(b)探头顺时针转动45°,肝圆韧带的形状延长(↓)。(c)继续转动探头至纵切面。可见肝圆韧带自门静脉左支(↓↓)延伸至肝脏下缘(↓)。

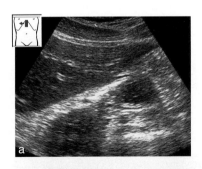 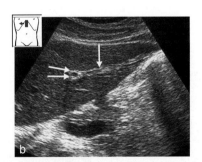 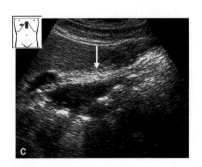

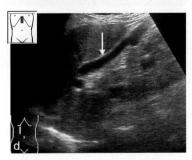 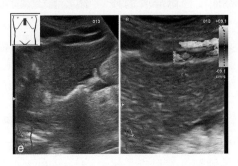

图4.76　纵切面扫查肝圆韧带。(a)扫查肝圆韧带的左侧。(b)探头向右略微移动至肝圆韧带可见(↓)。注意肝圆韧带自门静脉左支(→→)延伸至肝脏下缘。(c)探头再略微向右移动,可见到粗大的肝圆韧带(↓)。(d)门静脉高压导致的脐静脉重开(↓)(Cruveilhier-von Baumgarten 征)。(e)扭曲的重开脐静脉。

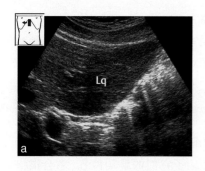
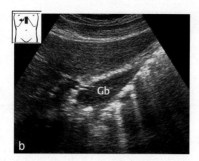
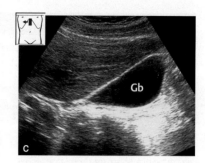

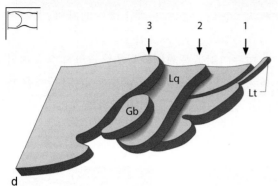

图4.77 纵切面扫查方叶。(a)探头从图 4.76c 位置向右移动，显示方叶(Lq)。(b)探头继续向右移动，胆囊出现在方叶右侧(Gb)。(c)探头继续向右，方叶消失，显示出胆囊长轴(Gb)。(d)连续纵切面图解。1=通过肝圆韧带(Lt)的平面，2=通过方叶(Lq)的平面，3=通过胆囊(Gb)的平面。

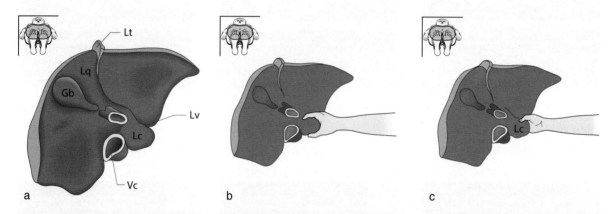

图4.78 尾状叶的定位。(a)Gb=胆囊，Lq=方叶，Lt=肝圆韧带，Vc=下腔静脉，Lc=尾状叶，Lv=静脉韧带。(b)第 2~5 指标记了静脉韧带裂的走行。(c)当手翻转后，手指包绕着尾状叶(Lc)的上极。

肝尾状叶形似腊肠，位于肝表面后上方。尾状叶的右后方为下腔静脉，左前方为静脉韧带裂，裂隙中的静脉韧带是胚胎期静脉导管的残留。为了帮助定位，如图 4.78b，第 2 至第 5 手指位置即为走行在左叶与尾状叶之间的静脉韧带裂。图 4.78c 中将手翻转后，手指包绕着尾状叶的上极。

再次复习一下静脉韧带裂的位置及走行。它起自肝脏下方表面，通过肝门部向后上方走行，将尾状叶与左叶分开，因此静脉韧带裂形成了尾状叶与左叶之间一个真正的分界。另外，与之类似的肝圆韧带标志着解剖学上肝右叶与左叶的分界。

重点

- 下腔静脉划分尾状叶与右叶。
- 静脉韧带裂形成了尾状叶与左叶之间真正的分界。

横切面上定位和扫查静脉韧带裂和尾状叶

将探头放在上腹部，尽可能靠近肋弓横切扫查。确保下腔静脉位于图像中央。探头向上朝肝脏方向稍微倾斜扫查。静脉韧带裂显示为一条明亮的弧带，位于尾状叶和下腔静脉的上方。当探头缓慢朝头端扫查,直至静脉韧带消失时,图像中出现了下腔静脉和肝静脉(图 4.79a)。再将探头向下扫查,直至静脉韧带逐渐消失,图像出现肝门结构(图 4.79b,c)。重复扫查数次。

纵切面上扫查静脉韧带和尾状叶

现在,我们已熟悉了横切面上静脉韧带裂、尾状叶和下腔静脉的图像。将探头旋转 90°,原来在横切面上显示为长而宽的静脉韧带,变成了短而细的回声(图 4.80a,b)。此时可观察到 4 个相关的结构:静脉韧带裂、尾状叶、门静脉和下腔静脉。

在纵切面上显示静脉韧带裂。首先,探头朝左侧扫查显示肝脏左外叶外侧缘,将探头缓慢向右移动扫查。首先显示尾状叶的一小部分,静脉韧带位于其与左叶之间。再将探头向右扫查,尾状叶逐渐变大。尽量保持尾状叶位于图像中央,并尽可能显示静脉韧带裂,此时可以看到从屏幕的左侧到右侧有一条明亮的延伸带。下腔静脉位于图像后方(图 4.80c)。再往右移动探头,静脉韧带裂消失,而门静脉开始显示(图 4.80d)。重复数次从左到右的扫查,以便加深对肝脏尾状叶范围的认识。图 4.81 显示在肝硬化患者中尾状叶代偿性增大。

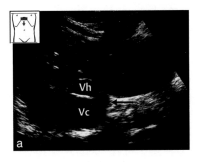
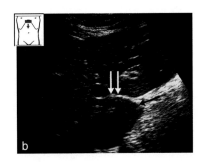
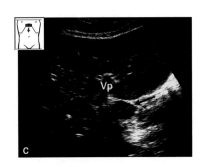

图4.79　横切面上静脉韧带和尾状叶的声像图。(a)显示尾状叶(←)的上极平面。Vc=下腔静脉,Vh=肝静脉。(b)将探头稍向下部扫查。此平面显示尾状叶的最大宽度(←)。静脉韧带裂(↓↓)也清晰显示。(c)再将探头朝下扫查,显示为尾状叶的下极(←)。Vp=门静脉。

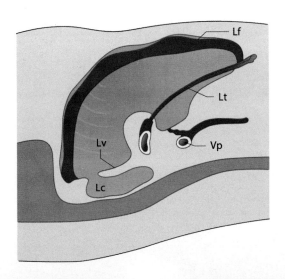

图4.80　纵切面上静脉韧带裂和尾状叶的声像图。(a)通过尾状叶(Lc)的纵切面示意图,显示静脉韧带(Lv)和肝圆韧带(Lt)。Vp=门静脉,Lf=镰状韧带。(b)通过腹主动脉和下腔静脉之间的纵切面显示部分尾状叶(Lc)和静脉韧带(↓)。(c)探头稍微往右侧移动。尾状叶(Lc)逐渐变大。静脉韧带(↓)清晰显示。下腔静脉(Vc)位于尾状叶后方。(d)探头继续往右移动。静脉韧带消失,部分门静脉(Vp)开始出现。

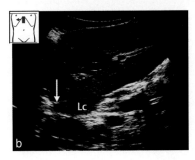
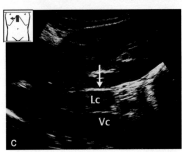
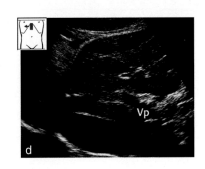

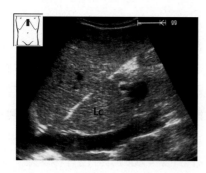

图4.81 肝硬化图像上的方叶。肝硬化常伴有尾状叶(Lc)的代偿性增大。

肝脏的肝静脉和分段解剖

掌握了肝脏的分叶后,我们开始深入学习分段。超声图像上分段的主要标志是肝静脉、门静脉分支、韧带、下腔静脉和胆囊。

三支主要肝静脉是肝左静脉、肝中静脉和肝右静脉。它们往肝脏的后上方聚集,并共同汇入下腔静脉(图 4.82a)。它们将肝脏分为外侧段、中段和前后段。图 4.82b 显示了超声横切面上的解剖。

肝静脉是肝脏上半部分的分段的解剖标志(图 4.83)。

> **重点**
>
> ● 肝静脉是肝脏上半部分分段的解剖标志。

具体分段为:
- 肝左静脉划分肝脏外侧段和中段
- 肝中静脉划分肝脏中段和前段
- 肝右静脉划分肝脏前段和后段

段可以再分为上面水平的亚段,具体数字标号如下:
- 外侧段上段:Ⅱ

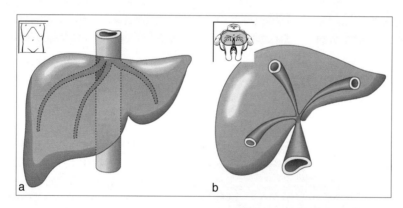

图4.82 肝静脉的解剖。(a)前面观。(b)横切面扫查。

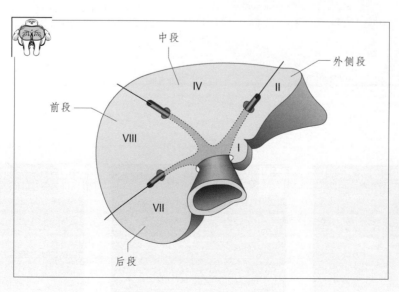

图4.83 肝脏上半部分的分段解剖。

- 中段的上段：Ⅳ
- 前段的上段：Ⅷ
- 后段的上段：Ⅶ

我们熟知的尾状叶是独立的一个段，称之为Ⅰ段。

由于肝静脉是从肝脏的外周逐渐向后上方汇合成靠后上方的下腔静脉，肝静脉在肝脏的较低平面及外周部分呈现小分支和树枝状分支。因此，在肝脏较低平面上我们需要确定其他的分段标志。

在肝脏的较低平面上分段标志如下：

- 肝圆韧带划分外侧段和中段
- 胆囊到下腔静脉连线划分中段和前段
- 门静脉右支分支划分前段和后段(图4.84)

> **重点**
>
> - 在较低平面上肝脏的分段标志是肝圆韧带、下腔静脉、胆囊和门静脉右支分支。

肝脏较低水平面上各亚段的具体数字表示如下：

- 外侧段的下段：Ⅲ
- 中段的下段：Ⅳ
- 前段的下段：Ⅴ
- 后段的下段：Ⅵ

虽然看上去这些分段数字较混乱，但其实它是有一定顺序的。它是沿着逆时针方向形成一个环，先往外下，往中间，再往前，往后，最后再往上往前，具体如下图(图4.85)。

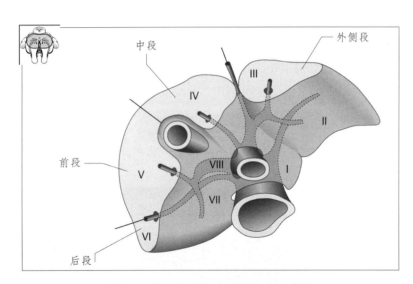

图4.84 肝脏较低平面的分段解剖示意图。

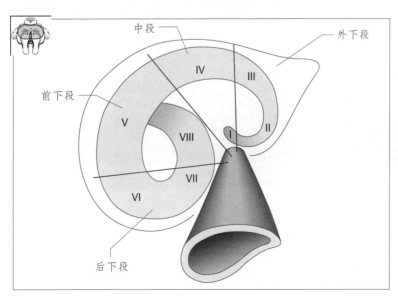

图4.85 分段的数字表示示意图。

横切面上定位和扫查肝静脉

上腹部横切面对肝静脉进行系统的测量,具体扫查平面如图4.86a所示。

将探头横切放置于上腹部中心。向上扫查直至看到下腔静脉汇入心脏的圆形交叉处。轻微向上下移动探头,就可以立刻显示膈肌下方肝静脉汇入下腔静脉的入口处(图4.86b)。这个图像是确认肝静脉的最可靠的标志。稍微向下移动探头,可观察到肝静脉远离下腔静脉的图像(4.86c),可识别每一支肝静脉。

再向下倾斜探头扫查,观察肝静脉在肝脏外周的小分支(图4.86d)。探头再向下扫查,可看到下腔静脉前方的门静脉,并可看到门静脉的左右分支。重复以上扫查数次,加深对肝静脉在肝内走行路线的认识。

横切面上显示肝脏的分段及亚段

将扫查平面放置在门静脉和肝脏上缘之间的水平,显示出肝静脉。观察肝的分段及亚段(图4.86c)。下面,我们在横切面上具体阐述Ⅰ~Ⅷ段的显示。

外侧段:Ⅱ段和Ⅲ段

肝脏外侧段与中段被肝左静脉分开。轻微移动探头,尽量使肝脏外侧段位于图像的中央(图4.87a)。Ⅱ段就在图像的上面部分。

将探头水平方向缓慢向下移动,直到出现肝左静脉的一部分。可观察到肝左静脉纵向延伸至肝左叶(图4.87b)。继续向下扫查(4.87c),门静脉左支分支出现(4.87d),同时肝圆韧带开始出现。此时图像位于肝脏外侧段的下部,我们称之为Ⅲ段。再向下扫查可观察到肝脏下部的边缘部分(图4.87e,f)。

中段:Ⅰ段和Ⅳ段

通过肝脏上半部分横切扫查。肝中段位于肝左静脉和肝中静脉之间,将它置于图像中央,将显示尾状叶,也就是Ⅰ段,位于下腔静脉的前方并稍偏外侧。尾状叶之前是Ⅳ段(图4.88a)。往下扫查(图4.88b),可看到门静脉主干及其左右支分叉处位于图像的底端附近(图4.88c)。

继续向下扫查,可看到肝圆韧带走行在肝裂

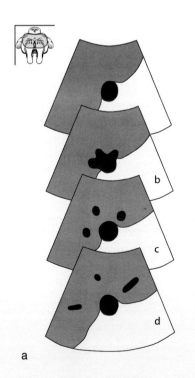
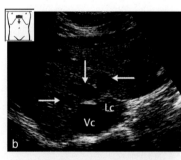
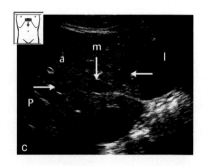
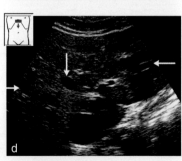

图4.86 横切面上的肝静脉。(a)图中显示了b~d图使用的下腔静脉扫描平面。(b)较高平面显示的肝左(←)、肝中(↓)和肝右静脉(→)。Vc=下腔静脉,Lc=尾状叶。(c)探头稍向下扫查。可观察到肝静脉远离下腔静脉。I=外侧段,m=中段,a=前段,p=后段。(d)探头继续向下扫查。三支肝静脉更加朝前朝外移动。

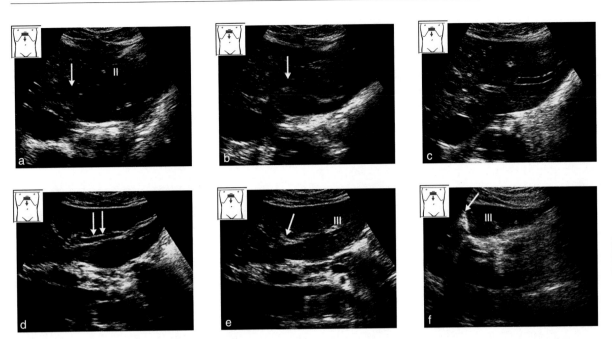

图4.87 横切面上肝脏外侧段的示意图。(a)横切面上肝脏外侧段的较高平面显示了左外上段Ⅱ,肝左静脉(↓)。(b)横切面上肝脏外侧段的稍低平面显示肝左静脉(↓)延伸至肝左叶。(c)横切面上肝脏外侧段更低一点平面。(d)横切面上肝脏外侧段门静脉左支水平(↓↓)。(e)探头再往下扫查,肝圆韧带(←)开始出现。此时为肝脏外侧段的下段,我们称之为Ⅲ段。(f)横切逐层扫查肝脏Ⅲ段。可见肝圆韧带(←)。

之间,还能显示位于肝脏中段右侧的胆囊(图4.88d,e)。这个区域属于Ⅳ段的下段,是由方叶构成的(图4.88f)。

前段:Ⅷ和Ⅴ段

肝脏的前段位于肝中静脉和肝右静脉之间。首先必须把探头置于右侧肋弓下缘(图4.89a),

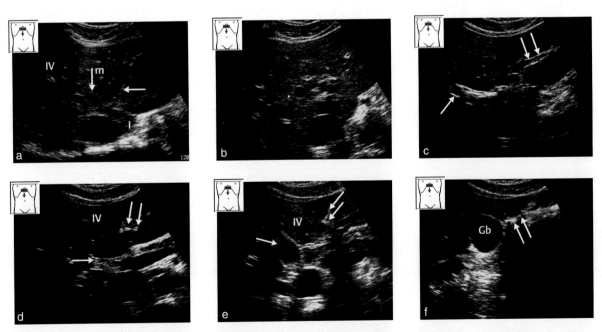

图4.88 横切面上中叶的扫查示意图。(a)通过肝脏中叶(m)的横切示意图,位于肝左静脉(←)和肝中静脉(↓)之间。Ⅳ段位于图像的前面,Ⅰ段(=尾状叶)位于图像的后面。(b)探头稍微往下扫查平面的示意图。(c)继续往下扫查,可见门静脉的右支分支(↑)和左支主干(↓↓)。(d)再往下扫查出现方叶,方叶形成Ⅳ段。此时还可显示肝圆韧带(↓↓)和叶间裂(→)。(e)再继续往下扫查,可显示胆囊(→)。在胆囊和肝圆韧带(←←)间是方叶,它构成了Ⅳ段的一部分。(f)再往下扫查,可显示肝脏的方叶(↑↑)下缘。方叶的下缘位于胆囊(Gb)和肝圆韧带之间。

逐层往下扫查(图 4.89b,c)。由于图像是沿着肋弓逐渐下移扫查,因此较难观察到完整的一段。图像显示前段的上部是Ⅷ段,下部是Ⅴ段。

后段:Ⅶ段和Ⅵ段

扫查肝脏的后段通常将探头放置于右侧肋弓下缘,靠近腋前线附近。将探头尽量朝头端扫查,显示出肝静脉汇入下腔静脉口处(4.90a),然后继续横切往下扫查(图 4.90b,c),上端的部分为Ⅶ段,下段的部分为Ⅵ段。

纵切面上定位和扫查肝静脉并显示肝脏下段

在横切面上,沿着肝静脉追踪至肝脏的边缘比较困难,因为肝静脉的内径将变得很小,因此可以从纵切面上观察肝静脉的走行。

纵切面上显示肝左静脉

首先在横切面上显示下腔静脉和肝静脉(图 4.91a)。然后保持肝左静脉中心显示于图像中央,

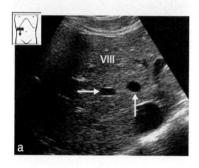 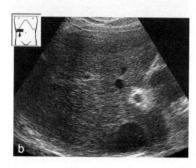 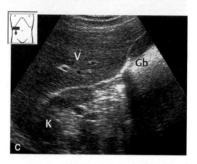

图4.89 横切面上肝脏前段的示意图。(a)横切面上肝脏前段的上段,即Ⅷ段示意图,位于肝中静脉(↑)和肝右静脉(→)之间。(b)探头往下扫查,扫查平面大约位于Ⅷ段和Ⅴ段之间。(c)肝脏前段的最低平面,即Ⅴ段的水平。图像的左侧为肾脏(K),右侧为胆囊(Gb)。

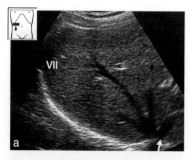 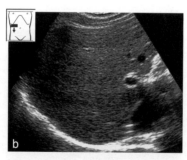 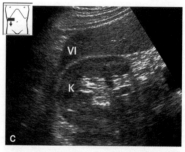

图4.90 横切面上肝脏后段的示意图。(a)较高平面后上段Ⅶ段的示意图,可见下腔静脉(↑)。(b)稍低平面大约位于Ⅶ段和Ⅵ段之间的示意图。(c)最低平面后下段Ⅵ段的示意图,K=肾脏。

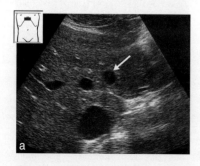 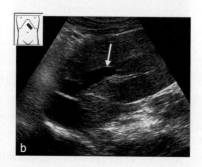 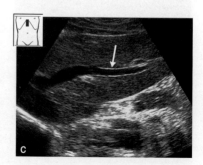

图4.91 纵切面上肝左静脉示意图。(a)横切面显示肝左静脉(↓),大约位于图像正中。(b)探头旋转直至将肝左静脉(↓)显示出纵切面观。(c)肝左静脉纵切面观(↓)。外侧段位于图像后方,中段位于前方。

将探头旋转,直到显示出肝左静脉的长轴。(图4.91b)。然后沿着肝左静脉长轴纵切向下扫查。同时调整探头保持肝左静脉位于图像中央,尽可能显示肝左静脉的远端。同时注意肝脏外侧段和中段的位置。肝左静脉是肝脏这两段的分界标志,肝中段位于肝左静脉水平以上,肝外侧段位于肝左静脉水平以下。在图4.91c中,肝左静脉延伸至肝脏周边部。在图像的右侧,门静脉左支分支与肝左静脉交叉行走,并进入肝脏外侧段的下段,此区域为Ⅲ段。

纵切面上显示肝中静脉

横切面显示肝中静脉(图4.92a),将探头旋转至纵切,肝中静脉以锐角汇入下腔静脉。图像显示:肝中静脉汇入下腔静脉,在其下方是门静脉右支分支(图4.92b)。肝中段位于肝中静脉水平以下,肝前段位于其上方。肝中静脉将肝脏分

为右叶和左叶。肝中静脉的走行贯穿整个图像,且向外向下延伸。因此,追踪它的全程时,需将探头稍向下向右移动。此时胆囊颈部正对着门静脉右支。这里可清楚地显示下腔静脉和胆囊,此水平是肝脏较低平面区分左右叶的标志。肝脏前段位于此平面前方,肝中段的下段(方叶)位于此平面后方(图4.92c)。

纵切面上显示肝右静脉

与显示肝左静脉和肝中静脉操作类似,肝右静脉可显示出纵切长轴观,并可延伸至肝脏外周。横切面上肝右静脉较易显示,但由于有肋弓的遮挡,纵切面显示肝右静脉有一定的难度。肝脏后段在图像的前方,前段在图像的后面(图4.93)。

纵切面上观察肝脏分段

现在,在纵切面上我们已对肝脏分段、分界标志以及肝静脉有了较深的认识(图4.94)。

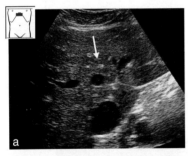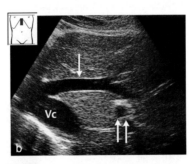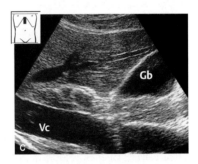

图4.92 纵切面上肝中静脉示意图。(a)肝中静脉(↓)的横切示意图,位于图像中央。(b)探头旋转呈纵切面显示肝中静脉(↓)。可见下腔静脉的入口处(Vc)。门静脉右支(↑↑)与肝静脉交叉,并位于其下方。肝脏中段位于图像的后方,前段位于图像的前方。(c)沿着肝中静脉继续往下扫查,可显现出胆囊(Gb)的一部分,并可清晰看到下腔静脉(Vc)的一部分。胆囊下腔静脉连线划分肝脏中段和肝脏前段,肝脏中段位于图像后方,肝脏前段位于图像前方。

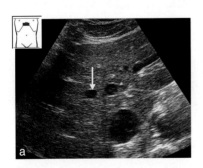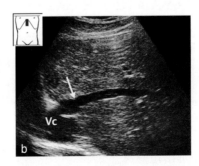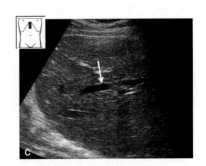

图4.93 纵切面上肝右静脉示意图。(a)横切面上显示肝右静脉(↓)。(b)探头转向纵切,可见肝右静脉(↓)汇入下腔静脉口处(Vc)。肝脏位于图像的后方,肝脏后段位于其前方。(c)探头沿着肝右静脉(↓)继续朝下扫查。

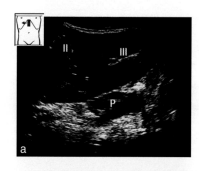

图4.94 (a)肝脏左叶外侧段Ⅱ段和Ⅲ段的纵切示意图。P=胰腺。(b)探头向右侧轻微移动,可见肝左静脉(↓)和肝圆韧带(↑↑)将肝脏外侧段与中段分开。(c)肝脏中段Ⅳ段平面扫查,较低平面是方叶,尾叶Ⅰ段位于其后方。(d)肝中静脉(↓)位于肝脏中段和前段之间。(e)通过肝脏前段的扫查,可见Ⅷ段和Ⅴ段。(f)肝右静脉(↓)划分肝脏前段和后段。(g)肝后段的上段(Ⅶ)和下段(Ⅵ)示意图。

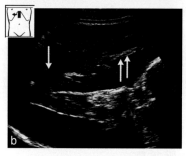
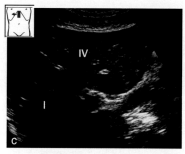
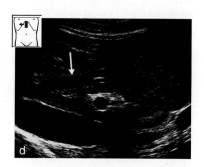

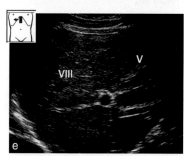
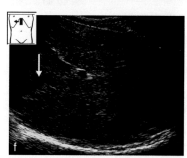
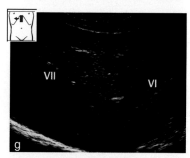

门静脉及其分支

前面几节我们介绍了肝脏的段和叶的解剖,以及如何用韧带和肝静脉来区分段和叶。前文我们已经对门静脉做了阐述,这一节我们复习一下门静脉和它的分支,并且更加系统地观察这些结构。

门静脉主干通过肋弓,从左往右以略微倾斜的角度上升。进入肝脏后,即分为右支和左支,这些分支再进一步进入肝脏的段叶间。门静脉和它的分支走行在肝脏各段的中央,与肝动脉和胆管伴行。

门静脉的位置

肝门部解剖将在第5章第4节详细讲解。

把探头放置在右侧肋缘下,显示出门静脉。嘱患者深呼吸,隆起腹部,朝上腹部倾斜扫查,并调整探头角度显示出门静脉主干。图4.95是门静脉主干的典型示意图。

显示出门静脉主干最长轴,此时我们可见下

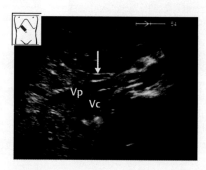

图4.95 门静脉的长轴观。Vp=门静脉,Vc=下腔静脉,肝动脉(↓)。

腔静脉和肝静脉的一部分。在斜切面上,门静脉及其分支的走行很难阐述。因此,最好还是从纵切面和横切面上来描述。

门静脉主要分支

纵切面上显示门静脉左支

如前所述,在上腹部斜切显示门静脉主干,此时,旋转探头至门静脉长轴。同时观察门静脉长轴变成圆形或椭圆形。图4.96是门静脉的典型

重点

● 为了更清晰地显示门静脉的走行,可以让患者隆起腹部,然后在上腹部做斜切扫查。

图像。

从显示点(图 4.97a)开始,探头向左缓慢平行滑动,追踪门静脉的走行,门静脉逐渐变长,再往左移动后再分开。图中显示:在图像右边(下部)显示的血管代表肠系膜上静脉和脾静脉的汇合处,门静脉主干从这里开始从上腹部上升并斜穿入肝门。左上腹对应门静脉左支的部分,门静脉左支最初向上向前,最后向左行走(图 4.97b)。现将注意力集中在门静脉上,将探头缓慢地一点点地向左扫查,并且观察门静脉左支的情况。左支呈一个典型的拱形,并向前向下行走(图 4.97c)。这个部分称为门静脉左支矢状段。在此平面上,可见我们熟悉的肝圆韧带,它从门静脉左支走行到脐部。如果继续向左稍微移动探头,可见门静脉左支分开分别进入肝段间(图 4.97d)。继续沿着这些分支向左扫查至肝脏外周(图 4.97e,f)。

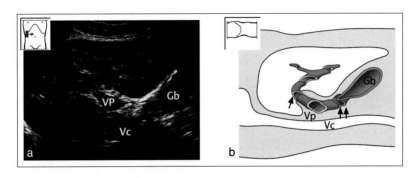

图4.96　门静脉的纵切面。(a)门静脉(Vp)在此平面分为右支和左支。此时下腔静脉(Vc)和胆囊(Gb)显示为一小部分。(b)探头再往左移动后显示的示意图,可见肝内的门静脉左支(↑)和肝外的门静脉(↑↑)处于同一平面。

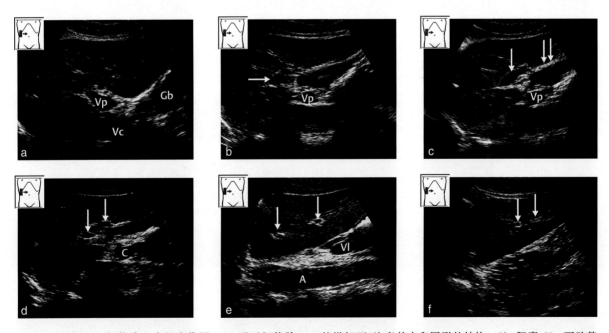

图4.97　纵切面上门静脉左支的声像图。(a)通过门静脉(Vp)的纵切面,注意其中卵圆形的结构。Gb=胆囊,Vc=下腔静脉。(b)探头朝左侧移动,在这个切面上仍旧可以显示门静脉主干,门静脉左支(→)略微向前向下注入主干(Vp)。(c)探头继续向左移动,门静脉左支弯曲向下(↓)。可见肝圆韧带(↓↓)和门静脉主干(Vp)。(d)探头继续往左,门静脉左支分支进入肝段间(↓)。C=门静脉主干起始部。(e)当探头再向左移动,两支门静脉左支分支更加分开(↓)。Vl=脾静脉,A=腹主动脉。(f)纵切扫查肝脏左叶外周部分,可见门静脉分支远端的纤细部分(↓)。

横切面上显示门静脉左支

与纵切面上门静脉左支的声像图相比,横切面上显示门静脉左支的图像需要有三维立体的空间想象思维。门静脉左支先向上向前,然后弯曲向下走行(图 4.98a)。

将探头横切显示门静脉主干(图 4.98b),然后探头朝下方移动,观察门静脉主干的分叉处(图4.98c)。观察门静脉左支的走行,看它如何进入左叶。向上移动探头直到门静脉左支的顶点(图4.98d)。再往上移动探头,直到门静脉左支消失。

纵切面上显示门静脉右支

扫查门静脉右支的方法与扫查门静脉左支类似。在上腹部斜切面声像图上显示门静脉回声,然后边观察屏幕,边旋转探头至门静脉的纵切面(图 4.99a,b)。稍向右移动探头,当下腔静脉从图像中消失时,可以观察到门静脉右支,走行稍向下(向后)。继续移动探头,可以观察到门静脉右支发出两个分支(图 4.99c),一支向上走行,另一支向下走行。追踪门静脉分支直至肝右叶表面(图 4.99d)。

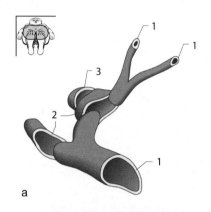

a

图 4.98 横切面上确定门静脉左支。(a)门静脉左支先向上向前,然后向下朝向观察者走行。但探头朝上端移动时,可显示出三个典型平面部分:平面 1:肝外门静脉主干和肝内左支前段分支平面。平面 2:门静脉左右支分叉处平面。平面 3:门静脉左支的顶点。(b)对应 a 图平面 1,显示门静脉主干(↑↑),以及位于肝周边部的门静脉分支(↓)。(c)对应 a 图平面 2,探头向上稍做移动,可见门静脉分成右支(↓)和左支(↑)。(d)对应 a 图平面 3,探头继续向上移动,显示出门静脉左支(↓)的最顶端。

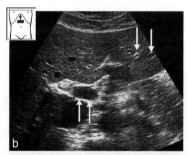

b

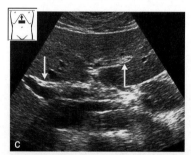

c

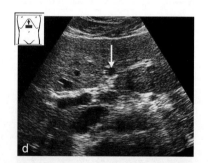

d

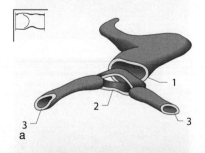

a

图 4.99 纵切面上确定门脉右支。(a)平面 1:在胆囊下腔静脉水平的门静脉右支分支。平面 2:位于肝脏外周的门静脉右支分支。平面 3:外周分支的末端。(b)对应 a 图平面 1。在胆囊下腔静脉水平处的门静脉右支分支(↓)。Vc=下腔静脉,Gb=胆囊。(c)对应 a 图平面 2,探头稍向右移动。门静脉右支分支开始分离(↓)。(d)对应 a 图平面 3,探头继续向右移动,显示肝脏外周部分的纵切面,可显示门静脉外周分支的末端(↑)。K=肾脏。

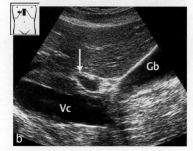

b

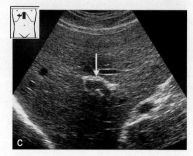

c

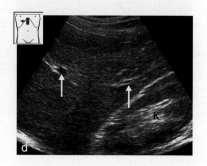

d

横切面上确定门静脉右支

与门静脉左支类似,门静脉右支的走行较难阐述和说明,尤其在横切面上。记住:门静脉右支先向外,然后分成门静脉右前支和右后支。

水平方向放置探头显示门静脉(图 4.100a,b),然后稍微朝上移动,观察门静脉右支是如何进入肝脏右叶的(图 4.100c)。调整探头角度,并再往上扫查,可看到椭圆形的门静脉右支变成圆形交叉(图 4.100d)。

4.5 解剖关系

学习目标

- 掌握与肝脏毗邻的器官和组织的特征,尤其是心脏、胃、胰腺、腹主动脉、下腔静脉、胆囊、右肾和肝门等结构。

肝脏是上腹部的主要脏器,位于右上腹的前方,并延伸至左上腹。为了理解肝脏的毗邻关系,可将腹部分为三个区域:左侧区域、中央区域和右侧区域(图 4.101)。

肝脏与左侧腹部脏器的关系

与心脏和胃的关系

肝脏左叶的左侧相邻结构分别是:前面是胸壁,上面和前面是心脏,后面和外侧为胃(图 4.102)。

心脏和胃与肝脏左侧的关系示意图

图 4.103 显示在横切面及纵切面上肝脏与心脏和胃之间的关系。把探头放置于上腹部中线靠左侧的地方,与观察肝左叶类似。在图像左侧部分,是回声均匀的肝脏。在图像的右侧,是回声不均匀的胃。轻按探头往上扫查,观察跳动的心脏。我们可见肝脏位于上面,心脏在下方,胃位于右侧(图 4.103a)。请注意,在这个扫查切面上肝脏的形态狭长,斜切可显示较大的肝脏断面(图 4.104a)。此切面的空间关系略复杂,详见下文阐述。

重点

- 斜切扫查时,图像从后往前显示,类似于身体倒置。

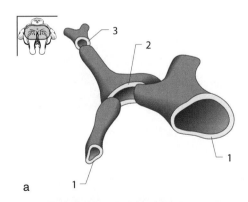

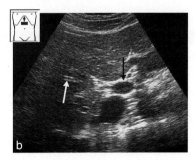
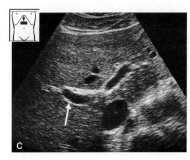
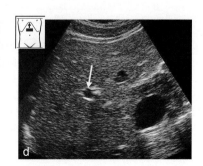

图 4.100 横切面门静脉右支的声像图。(a)横切面上从下往上扫查门静脉右支有三个典型的图像特征。平面 1:肝外门静脉和肝内段间分支同时显示的平面,分支静脉位于门静脉主干的侧面和稍后方。平面 2:门静脉右支主干平面。平面 3:门静脉肝段间分支,向旁向前走行。(b)对应 a 图平面 1,横切扫查显示门静脉主干(↓),肝内门静脉分支(↑)也能显示。(c)对应 a 图平面 2,探头稍向上移动,可见门静脉右支(↑)延伸至肝脏右叶。(d)对应 a 图平面 3,探头继续向上移动。可见肝右叶末端的门静脉分支(↓)。

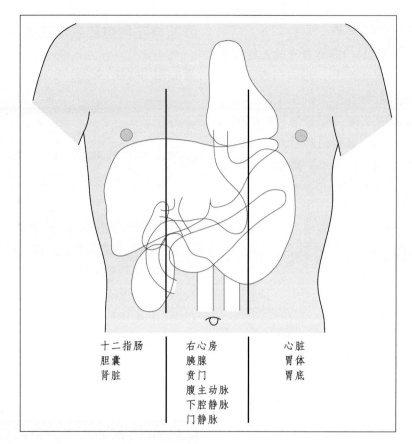

十二指肠	右心房	心脏
胆囊	胰腺	胃体
肾脏	贲门	胃底
	腹主动脉	
	下腔静脉	
	门静脉	

图4.101　肝脏与其他组织器官的关系示意图。

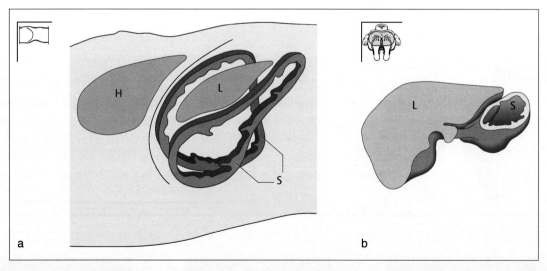

图4.102　肝脏与左侧腹部的关系。(a)显示两个纵切面示意图,第一个切面靠近观察者,切面通过肝脏左叶,胃体位于其后方。第二个切面远离观察者,切面通过大部分胃体部,其位于肝脏的左侧。H=心脏,L=肝脏,S=胃。(b)胃位于肝脏的左侧,占据了上腹部前方的所有区域。

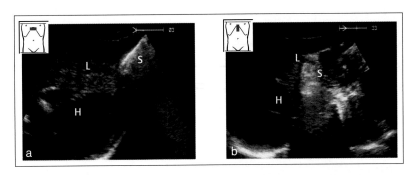

图 4.103　横切面上肝脏、心脏和胃之间的关系。(a)横切扫查。H=心脏,L=肝脏,S=胃。(b)纵切扫查。H=心脏,L=肝脏,S=胃。

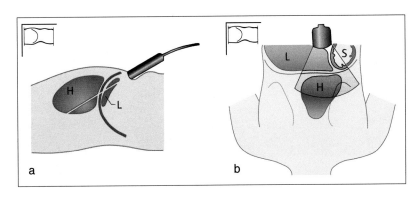

图4.104　斜切扫查显示肝脏和心脏。(a)斜切扫查显示肝脏相对较大的平面。H=心脏,L=肝脏。(b)斜切扫查心脏、胃和肝脏。由于探头角度很小,接近水平,声像图显示从下往上,类似于身体上下倒置一样。S=胃。

当探头垂直于体表而横切扫查时,图像是从上往下观察。但当探头接近水平扫查时,图像转变为从后往前显示。图像的上方是下面的结构,图像下方是身体上面的结构。继续向上水平扫查,图像是从下往上显示,像身体上下倒置一样(图 4.104b)。

肝脏周围的解剖关系

与下腔静脉、胃和胰腺之间的关系

下腔静脉紧贴肝脏后表面,主要是尾状叶表面(图 4.105)。此区域下方是胰腺和胃。

横切面上显示肝脏中央部分与下腔静脉和胃贲门之间的关系

先在上腹部横切面上同时显示肝脏、下腔静脉和腹主动脉(图 4.106a)。然后向下移动探头,反复扫查数次(图 4.106b,c)。确定下腔静脉、腹主动脉和尾状叶,并观察胃窦部,它就位于腹主动脉前方。

纵切面上显示肝脏中央部分和下腔静脉与胃窦部之间的关系

转动探头纵切面显示腹主动脉(图 4.107a)。观察以下结构:肝脏、胃窦部和腹主动脉。将探头朝右侧稍微倾斜,观察尾状叶和下腔静脉(图 4.107b,c)。

横切面和纵切面上显示肝脏中央部分与胰腺的关系

将探头置于上腹部横切位置。用脾静脉作为标志,显示出胰腺(图 4.108a)。上下来回移动探头。然后旋转探头至纵切,显示出肝脏、胰腺和脾静脉(图 4.108b)。

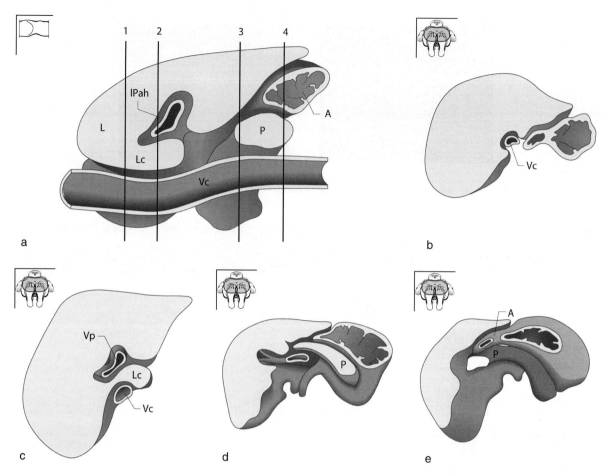

图4.105   肝门的解剖关系示意图。(a)通过肝脏中段的纵切示意图。下腔静脉和前方的肝脏(L)紧密相连(通过 1 的横切面)。尾状叶位于下腔静脉和门静脉左支(IPah)之间(通过 2 的横切面)。往下扫查，肝脏的斜面远离下腔静脉，中间被胰腺所占据(P)，胰腺位于肝脏后面(通过 3 的横切面)。再低一点水平面，胃窦(A)位于肝脏的后方(通过 4 的横切面)。(b)通过 1 的横切面，门静脉上方水平。可见下腔静脉(Vc)位于肝脏后缘的凹槽内。此凹槽是尾状叶中间，并位于胃食管连接处。(c)通过 2 的横切面，门静脉水平。尾状叶(Lc)位于门静脉(Vp)和下腔静脉(Vc)之间。下腔静脉在尾状叶下极逐渐远离肝脏走行。(d)通过 3 的横切面，胰腺水平。可见胰头紧贴肝脏左叶部分。(e)通过 4 的横切面，胃窦(A)水平。可见胃窦部和胃幽门部穿插于胰腺(P)和肝脏之间。

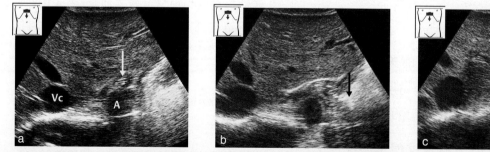
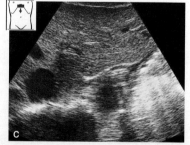

图 4.106   横切面显示肝脏、下腔静脉和胃窦部的关系。(a)较高水平的横切面显示腹主动脉(A)和下腔静脉(Vc)，以及上方的胃食管连接处(↓)。(b)探头往下稍做移动，可显示胃窦部和与之连接的胃体部(↓)。(c)更低水平的横切面扫查。

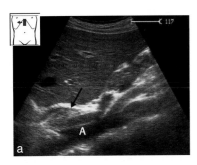
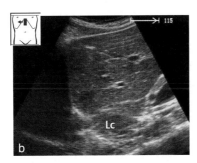
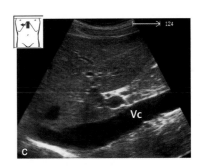

图4.107 在纵切面显示肝脏、下腔静脉和胃窦部的关系。(a)纵切显示腹主动脉(A),可见胃食管连接处(↓)位于腹主动脉和肝脏之间。(b)探头稍向右偏一点扫查,尾状叶(Lc)可清晰显示。(c)探头继续向右偏扫查,显示出下腔静脉纵切面。可见下腔静脉与肝脏相连。Vc=下腔静脉。

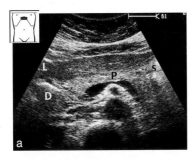
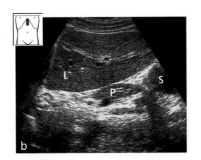

图4.108 横切面和纵切面上肝脏和胰腺的关系。(a)横切面上,胰腺(P)体部的一部分紧贴肝脏(L)边缘。胃(S)位于图像右侧,胰腺和肝脏之间。而十二指肠(D)在图像左侧,胰腺和肝脏之间。(b)纵切扫查。L=肝脏,S=胃,P=胰腺。

横切面和纵切面上显示肝脏中央部分与胃窦之间的关系

将探头置于上腹部中央做横切面扫查(图4.109a),并用上文所示方法显示出胰腺。观察图像右侧的胃窦声像图。向下方侧移动探头,可见胃窦楔形伸入胰腺和肝脏之间,旋转探头至纵切(图4.109b)。扫查图像至肝脏呈类似扇形,可显示以下结构:肝脏、胃窦部和胰腺。

肝脏右侧的解剖关系

与胆囊、十二指肠和肾脏的关系

肝脏的右侧部分覆盖肾脏、胆囊和十二指肠的表面(图4.110a)。图4.110b,c显示了在腹部横切面上它们的相互关系示意图。

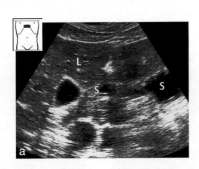
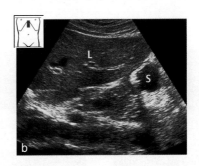

图4.109 横切和纵切面上显示肝脏和胃窦之间关系。(a)横切面。L=肝脏,S=胃窦。(b)纵切面。L=肝脏,S=胃。

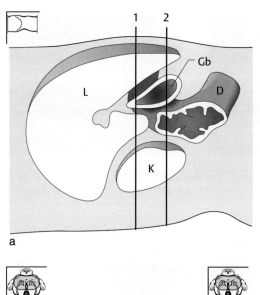

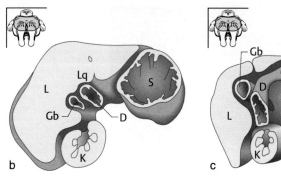

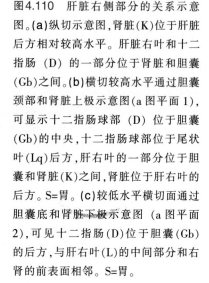

图4.110 肝脏右侧部分的关系示意图。(a)纵切示意图,肾脏(K)位于肝脏后方相对较高水平。肝脏右叶和十二指肠 (D) 的一部分位于肾脏和胆囊(Gb)之间。(b)横切较高水平通过胆囊颈部和肾脏上极示意图(a图平面1),可显示十二指肠球部 (D) 位于胆囊(Gb)的中央,十二指肠球部位于尾状叶(Lq)后方,肝右叶的一部分位于胆囊和肾脏(K)之间,肾脏位于肝右叶的后方。S=胃。(c)较低水平横切面通过胆囊底和肾脏下极示意图 (a图平面2),可见十二指肠(D)位于胆囊(Gb)的后方,与肝右叶(L)的中间部分和右肾的前表面相邻。S=胃。

横切面上显示肝右叶与胆囊、十二指肠和右肾之间的关系

将探头置于右上腹中线较高水平处横切位,尽量使胆囊位于图像的中央。可显示如下结构:肝脏、胆囊和下腔静脉(图 4.111a)。探头稍向下移动,再往后上扫查最初的平面,可以显示出胆囊位于肝脏脏面的低点。在胆囊颈部平面,十二指肠上半部分正对肝脏中央。再往下朝胆囊底部水平扫查,十二指肠位于胆囊和下腔静脉之间的后外侧(图 4.111b)。它毗邻肝脏,并在胆囊的外侧。有时还能看到肾脏的后外侧部分(图 4.111c)。

纵切面显示肝脏右半部分与胆囊、十二指肠和右肾之间的关系

通过下腔静脉纵切显示肝脏。可见肝脏、下腔静脉和位于它们之间的十二指肠(图 4.112a)。探头稍向右移动,显示出胆囊(图 4.112b)。再向右移动探头,可见肾脏(图 4.112c)回声。

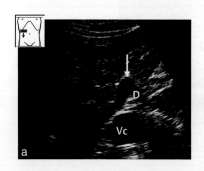
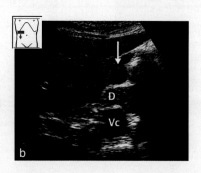
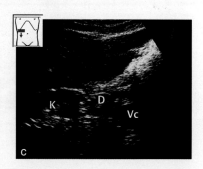

图4.111 横切面上肝脏、胆囊、十二指肠和肾脏的关系声像图。(a)横切通过胆囊(↓)平面可见十二指肠(D)和下腔静脉(Vc)。(b)探头稍往下移动,十二指肠(D)位于胆囊(↓)和下腔静脉(Vc)之间。(c)探头继续向下扫查,可见下腔静脉(Vc)、肾脏(K)和十二指肠(D)。

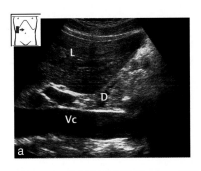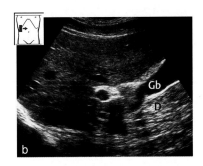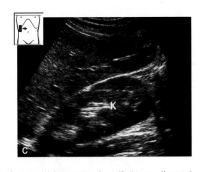

图4.112 纵切面显示肝脏、十二指肠和右肾关系的声像图特征。(a)通过下腔静脉(Vc)纵切面观。十二指肠(D)位于下腔静脉和肝脏(L)之间。(b)探头稍向右扫查。胆囊(Gb)位于十二指肠(D)和肝脏之间。(c)探头继续向右扫查。肾脏(K)位于肝脏的脏面。

腹水

少量腹水可在肝表面形成肝周无回声区,超声可敏感地检出。少量腹水可在 Morison 陷凹(肝肾隐窝)处观察到,此处为仰卧位时右上腹的最低点(图 4.113a,b)。当腹水量增多时,膈下也可观察到(图 4.113c)。

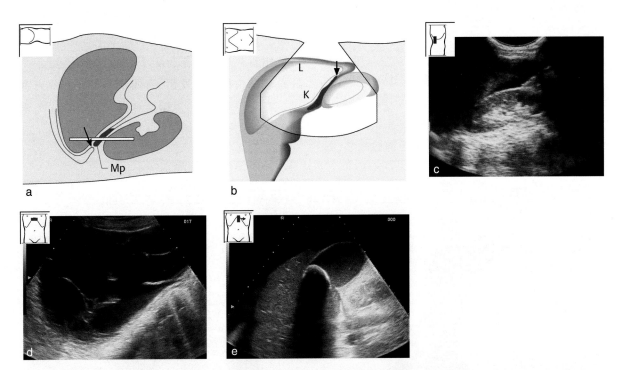

图4.113 肝肾隐窝和膈下积液声像图。(a)Morison(Mp)是右上腹最低点。三角韧带(↓)将 Morsion 凹陷与膈下分开,其侧面紧贴三角韧带而相互连接。白色线条显示为检测少量腹水的扫查平面。(b)扫查平面示意图。在此水平进行扫查时,检查者是从患者后面向前扫查。因为患者是仰卧位,因此液体聚集在箭头所示的最低点处(↓)。L=肝脏,K=肾脏。(c)对应 b 图平面扫查,超声可见肝脏和肾脏间的一层液体。(d)腹腔渗出液。(e)腹水声像图。偶然发现胆囊结石。

第 5 章

肝门部

5.1 引言

学习目标

● 辨认并评估肝门部结构：门静脉、肝动脉和胆管。

肝门部超声检查对于超声新手而言是很有挑战性的。但是，只要认真系统地学习这一部分，相信你一定能够轻松地辨认和评估肝门部的结构。

由肝门部出入肝脏的管道结构有 3 种：门静脉、肝动脉和肝总管。其远端与下腔静脉毗邻（图

5.1）。胆管大致位于人体的纵轴上，肝动脉及门静脉在肝门区交叉走行，与人体的纵轴成微小角度。肝动脉的起始部分几乎与人体的纵轴线垂直（图 5.2）。

熟悉肝门部的解剖结构有助于我们在超声检查时准确区分肝动脉及胆管。

腹部超声缺乏明确的界定胆囊管的边界，通常将肝总管及胆总管统称为"胆管"。

胆管几乎纵向平行于下腔静脉走行至胰头，肝总动脉由腹腔干发出，弯曲从下腔静脉前方绕过。在超声扫查时，可以通过逆时针旋转探头来获得肝总动脉的纵切面。

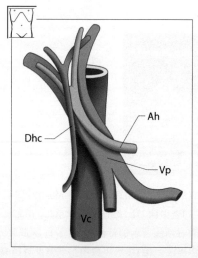

图 5.1　肝门部管道系统：肝总管（Dhc）、肝（固有）动脉（Ah）、门静脉（Vp）和下腔静脉（Vc）。熟悉以上解剖结构。记住以下位置关系：肝总管和肝固有动脉位于门静脉的前方，肝总管位于肝固有动脉和门静脉的右侧。

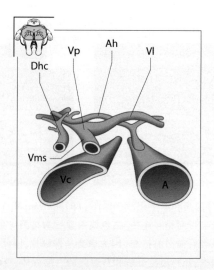

图 5.2　肝门部横切面。Dhc=肝总管，Vp=门静脉，Vms=肠系膜上静脉，Vl=脾静脉，Ah=肝固有动脉，Vc=下腔静脉，A=腹主动脉。

5.2 肝门部定位

▶**超声扫查时的干扰因素**

• 小肠内的气体干扰

• 肥胖

▶**透声窗**

• 关于肝门部的扫查并没有固定的透声窗

• 需要对解剖标志十分熟悉,这样才能在图像上准确识别

▶**优化扫查条件**

嘱受检者:

• 右手置于头顶

• 伸展腹部

• 深呼吸

▶**标志**

• 下腔静脉

• 门静脉

▶**方法**

• 确定下腔静脉(图 5.3):

  ○ 将探头置于上腹部横切面上

  ○ 显示脊柱、腹主动脉和下腔静脉三联结构

  ○ 将探头旋转至纵切面来明确辨认下腔静脉

• 确定门静脉(图 5.4):

  ○ 横切沿下腔静脉向上扫查,直到出现位于下腔静脉前方的椭圆形门静脉回声

  ○ 将探头由上腹部横切面顺时针旋转至门静脉纵切面显示门静脉

  ○ 追踪至显示脾静脉

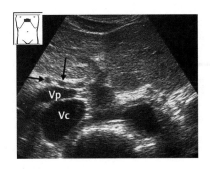

图 5.3 肝门部水平横断面。可以清晰显示两条血管:前方的门静脉(Vp)和后方的下腔静脉(Vc),门静脉前方的微小管道样结构分别为肝动脉(↓)和肝总管(→)。

• 确定肝动脉(图 5.5):

  ○ 将探头沿着右侧肋弓斜切扫查

  ○ 显示门静脉长轴声像图

  ○ 逆时针旋转探头至横切面

  ○ 肝动脉位于门静脉的前上方

  ○ 沿着肝动脉追踪至腹腔干

• 确定胆管(图 5.6):

  ○ 纵切面显示门静脉长轴图像

  ○ 顺时针旋转探头至横切面

  ○ 显示门静脉、肝动脉及下腔静脉前方的胆管

  ○ 追踪平行于下腔静脉走行的胆管,直至胰头部

▶**扫查难点**

• 要能很好地显示肝门结构,多多练习是必不可少的

• 主要问题可能有:缺乏必要的解剖知识,微小的肝动脉起始结构,狭窄的胆管,肠内气体干扰和肥胖

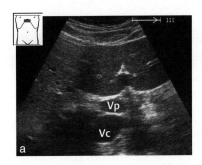
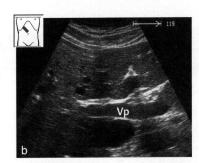
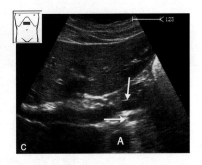

图 5.4 确定门静脉。(a)横切面显示下腔静脉(Vc)和门静脉(Vp)。(b)逆时针旋转探头,显示门静脉长轴(Vp)。(c)沿门静脉长轴往中线稍做移动,显示门静脉由脾静脉(↓)和肠系膜上静脉(→)汇合而成。A=腹主动脉。

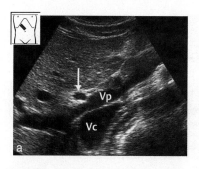 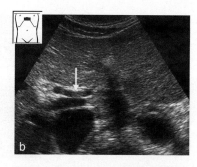 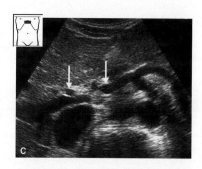

图 5.5　确定肝动脉。**(a)**门静脉(Vp)长轴示意图,可以看到肝动脉的横切面(↓)。Vc=下腔静脉。**(b)**逆时针旋转探头至上腹部横切面。显示肝动脉长轴切面(↓)。**(c)**追踪扫查至远端,可见肝动脉由腹腔干发出。因其走行弯曲,扫查平面内,肝动脉显示成两段(↓)。

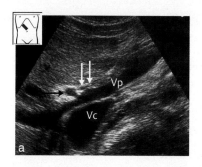 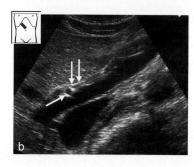 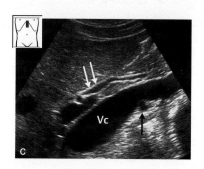

图 5.6　确定胆管。**(a)**门静脉(Vp)长轴切面。肝动脉(→)清晰显示,胆管(↓↓)隐约可见。Vc=下腔静脉。**(b)**轻微顺时针转动探头,清晰显示胆管及肝动脉(→)横切面。以肝动脉为解剖标志寻找其毗邻交叉走行的胆管(↓↓)。**(c)**继续转动探头显示胆管长轴(↓↓),清晰追踪胆管至胰头部。同时显示位于下腔静脉(Vc)长轴后方的右肾动脉(↑)横截面。

5.3 在横切面及纵切面上系统观察肝门部

以上扫查方法在肝门的常规检查中是非常实用的。下面我们重新从横切面及纵切面系统地来探索肝门,以便更好地理解各脉管结构之间确切的空间位置关系。

横切面上显示肝门

图 5.2 展示了横切面上肝门处脉管结构的基本形态。图 5.7 更详细地展现了它们之间的关系。

将探头置于上腹部横切面位置,显示下腔静脉及门静脉。在同一切面上辨认肝动脉和胆管,

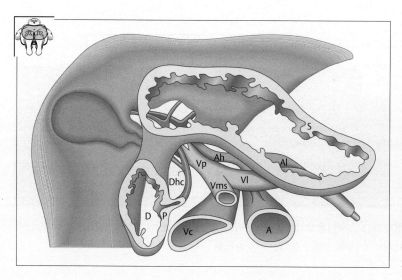

图 5.7　肝门下方横切面。这个切面经过十二指肠(D)、十二指肠大乳头(P)、胃窦(S)、肠系膜上静脉(Vms)、下腔静脉(Vc)和腹主动脉(A)。此横切面较高,胃和十二指肠在图像上仅部分显示。Al=脾动脉。注意门静脉(Vp)、肝动脉(Ah)和胆管(Dhc)在肝门部的毗邻走行关系。脾静脉(Vl)上方,肝动脉向腹主动脉左侧弯曲走行。胆管出肝门后,沿人体纵轴向下走行。

在肝动脉转向左侧走行的同时,胆管向下平行于下腔静脉走行(图 5.8a)。在体型较瘦的患者,往往容易辨认肝动脉。

将探头向下稍做移动,你将观察到以下结构:门静脉向左延伸为脾静脉,肝动脉在部分图像中仍然向左走行,腹腔干由腹主动脉发出,分为肝动脉分支及脾动脉分支。有时,可在同一个水平面显示两段肝动脉,如图 5.8b 所示。这个现象可以用血管弯曲走行于不同平面来解释。偶尔还能够辨认出与下腔静脉平行向下走行的胆管。

继续向下移动探头,能显示如下结构:离开门静脉及脾静脉后,将显示肠系膜上静脉的一部分(图 5.8c)。靠近肠系膜上静脉,还可以显示其前方朝十二指肠向右走行的胆管。

纵切面显示肝门部

图 5.9a 展示了通过肝门部的一个纵切面。该切面有助于从超声上辨认血管结构,尽管理解有点困难。

在辨认胆管时,纵向显示门静脉长轴。可辨认下腔静脉、门静脉以及胆管(图 5.9 b)。同时可

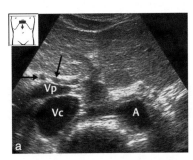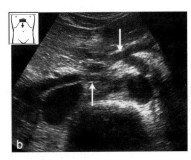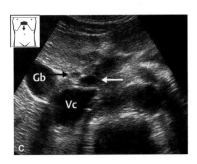

图 5.8　横切面显示肝门静脉左支。(a)稍高平面横切显示下腔静脉(Vc)、腹主动脉(A)、门静脉(Vp)、肝动脉(↓)和胆管(→)。(b)稍向下移动探头,可以显示脾静脉(↑)汇入门静脉。还可见肝动脉(↓)从腹腔干发出。(c)继续向下移动探头。门静脉和肝动脉从切面中消失,取而代之的是胆管(→)和其旁边的肠系膜上静脉(←)。Gb=胆囊,Vc=下腔静脉。这个切面可参照图 5.7。

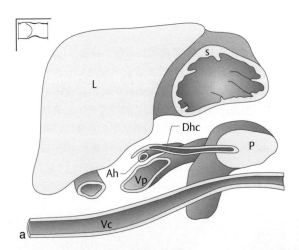

图 5.9　纵切面上确定肝门部。(a)肝门部纵切面,对应图 b。这个切面经过下腔静脉(Vc)、门静脉(Vp)、肝动脉(Ah)和胆管(Dhc)。L=肝脏,P=胰腺,S=胃。注意肝动脉、门静脉和胆管位于下腔静脉的前方,肝动脉和胆管位于门静脉的前方,肝动脉位于胆管上方,其后方为胆管和门静脉。(b)肝门部纵切面。可以观察到门静脉(Vp)位于下腔静脉的前方,肝动脉(→)位于门静脉前方,在胆管(↓↓)和门静脉之间垂直走行。L=肝脏。(c)探头稍向左移动。显示胆管朝向胰头部走行,右肾动脉短轴位于下腔静脉后方。(d)探头继续向左移动。显示肝动脉(→)和脾静脉(Vl),胆管消失,左肾静脉(←)走行于右肾动脉前方(↑)。Sc=脊柱。

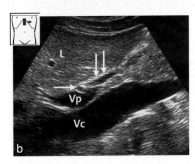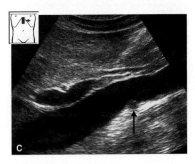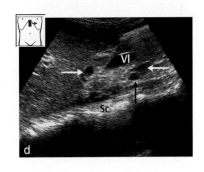

以显示肝动脉的横断面。然后,稍向左移动探头,观察胆管延伸至胰头后方向下走行(图 5.9c)。同时,也要注意观察此处肝动脉呈倾斜状,并向左水平接近腹主动脉。继续左移探头,可以观察到肝动脉继续向腹主动脉靠近,门静脉在此延伸为脾静脉,此时不能显示胆管(图 5.9d)。

5.4 器官详述:肝门部的管道结构

门静脉

门静脉由肠系膜上静脉、脾静脉、肠系膜下静脉以及胃冠状静脉汇入。通常,后两条静脉并没有直接汇入门静脉,因此声像图上不能直接显示。门静脉长 6~8cm,直径可达 10~13mm。

重点
● 门静脉长 6~8cm,直径 10~13mm。

纵切面上显示脾静脉及肠系膜上静脉

图 5.1 和图 5.2 显示脾静脉和肠系膜上静脉几乎成直角走行,脾静脉从左侧汇入门静脉,肠系膜上静脉从其下方汇入,其在横切面及纵切面上呈现出特有的剖面图像(图 5.10 和图 5.11)。

在纵切面上显示门静脉及下腔静脉(图5.10b)。然后,将探头缓慢向左移动。观察门静脉的剖面延伸到肠系膜上静脉(图 5.10c)。如果此时将探头继续向左移动,直至肠系膜上静脉消失,此时在图像中可显示脾静脉(图 5.10d)。

横切面上显示脾静脉及肠系膜上静脉

上腹部横切面显示下腔静脉和门静脉(图5.11b)。然后,将探头向足端稍做移动,显示门静脉的断面向左延伸至脾静脉(图 5.11c)。继续向下移动探头,脾静脉逐渐消失,可显示肠系膜上静脉的横断面(图 5.11d)。

门静脉异常的声像图表现

▶ **门静脉扩张**　门静脉扩张(图 5.12)常见于门静脉高压。其原因可能由肝内梗阻(肝硬化)、肝前性门静脉梗阻(门静脉血栓形成)或者肝后性阻塞(Budd–Chiari 综合征)引起。然而,正常门静脉的直径变化范围很大。判断门静脉高压一种更好的方法是评估呼吸时动态管径的变化。正常情况下,吸气时门静脉管径会增粗。如果没

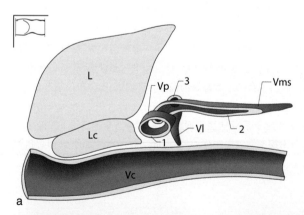

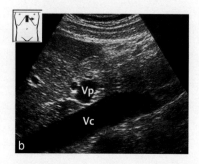
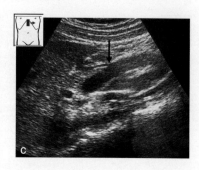
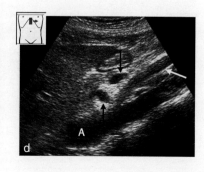

图 5.10　纵切面上确定脾静脉和肠系膜上静脉。(a)脾静脉和肠系膜上静脉汇合处纵切面(平面 1,对应图 b)。汇合处旁呈纵向走行的是肠系膜上静脉(Vms)(平面 2,对应图 c)。其旁横向走行的是脾静脉(Vl)(平面 3,对应图 d)。L=肝脏,Lc=尾状叶,Vc=下腔静脉。(b)纵切面显示下腔静脉(Vc)和门静脉(Vp)。(c)稍向左移动探头,门静脉回声消失后,显示肠系膜上静脉(↓)。(d)继续向左移动探头,显示脾静脉(↓)横切面。可见腹主动脉(A)和肠系膜上动脉(←)。可见脾静脉(↑)。

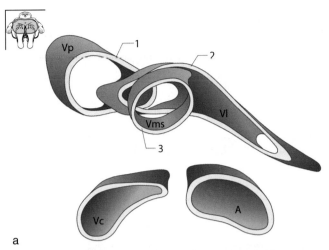

图 5.11　横切面上确定脾静脉和肠系膜上静脉。(a)脾静脉和肠系膜上静脉汇合处横切面（平面 1，对应图 b）。稍向下方为脾静脉纵切面(VI)（平面 2，对应图 c）。再向下方为肠系膜上静脉横切面(Vms)（平面 2，对应图 d）。A=腹主动脉，Vc=下腔静脉。(b)横切面显示门静脉(Vp)和下腔静脉(Vc)。A=腹主动脉，Ams=肠系膜上动脉。(c)将探头稍向下移，显示脾静脉汇入门静脉(↓)平面。(d)再向下，脾静脉消失，肠系膜上静脉(↑)横截面出现。A=腹主动脉。

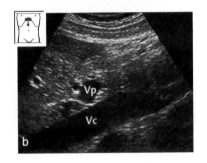

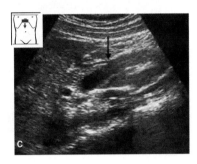

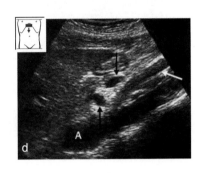

有增粗，就可能存在门静脉压力增高。

▶**门静脉血栓形成**　门静脉血栓形成可见于慢性肝病、胰腺癌、血液系统疾病和副癌综合征等疾病。超声通常可以显示扩张的门静脉，以及其内的血栓回声(图 5.13)。

▶**门静脉海绵样变**　当门静脉血栓持续时间较长时，由于门静脉周围侧支循环的形成，以及门静脉海绵样变，可以使门静脉实现部分再通(图 5.14)。

胆管

正常胆总管直径通常为 6mm，甚至更窄。通常，胆总管宽度大于 9mm 提示存在胆总管增粗，可能由远端梗阻引起。然而，胆囊切除术后的患者，胆总管直径可能大于 9mm，并不存在流出道梗阻(图 5.15)。

▶**胆管梗阻**　结石，是胆管梗阻最常见的原因(图 5.15 至图 5.19)。通常结石在超声图像上可以清晰显示。然而，胆总管下段(胰腺后方段)通常很难显示。

▶**胆囊壁增厚**　胆囊壁增厚常见于原发性胆汁硬化性胆管炎(图 5.20 和图 5.21)。

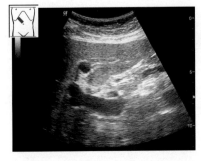

图 5.12　门静脉血栓形成引起的门静脉扩张。

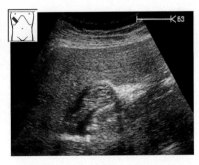

图 5.13　门静脉内显示实质回声。

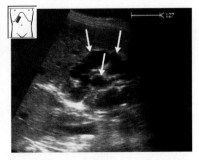

图 5.14　门静脉海绵样变。肝门部显示杂乱扭曲的静脉侧支(↓)。

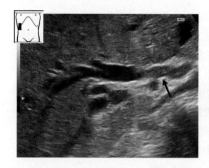

图5.15 胆管被胆泥堵塞(↑)。

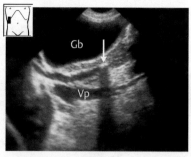

图5.16 胆总管结石(↓)。Gb=胆囊，Vp=门静脉。

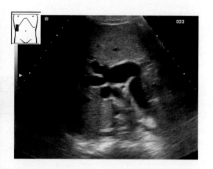

图5.17 肝总管分叉处明显扩张(肝总管明显扩张)。

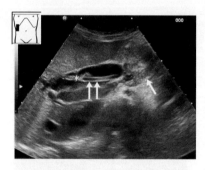

图5.18 胰腺癌(↑)。因胆泥(*)阻塞而扩张的胆管内放置的支架(↑↑)。

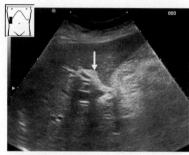

图5.19 胆管内胆泥回声(↓)。

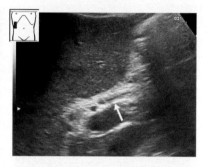

图5.20 原发性胆汁硬化性胆管炎,伴增厚的胆囊壁(↑)。

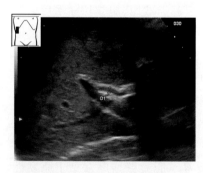

图5.21 原发性胆汁硬化性胆管炎。

第 **6** 章

胆囊

6.1 引言

学习目标
- 确定胆囊位置。
- 观察胆囊全貌。

重点

- 胆囊的超声扫查区域位于由肝脏、肋弓和结肠围成的空间范围内。

　　胆囊位于右侧肋弓内,大部分被肝脏覆盖,下方紧邻横结肠和结肠肝曲。胆囊超声检查区域位于肝脏、肋弓和结肠三者围成的空间范围内。扫查时,肝脏可作为透声窗,而结肠和肋骨则能阻挡声束透过,因此可用于胆囊扫查的透声空间

相对局限(图 6.1 和图 6.2)。

6.2 胆囊定位

重点

- 胆囊的声像图特征为无回声区的囊腔,后方回声增强,边界光滑。

▶ **不利因素**
- 肠道气体
- 肋骨
- 胆囊收缩
- 肥胖

▶ **透声窗**
- 见图 6.1 和图 6.2

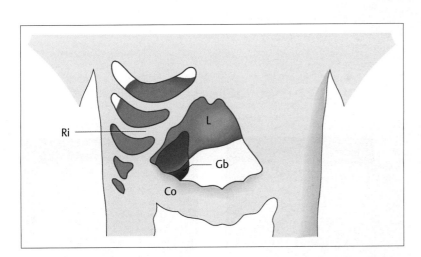

图 6.1　胆囊(Gb)前面观。结肠(Co)和肋骨(Ri)阻碍扫查,而肝脏(L)提供透声窗。

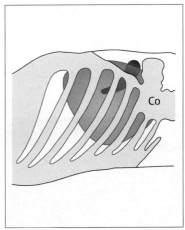

图 6.2　胆囊侧面观。同样,结肠(Co)和肋骨(Ri)阻碍扫查,而肝脏(L)提供透声窗。

▶优化扫查条件

• 患者禁食

• 检查前忌烟和咖啡

• 要求患者：
  ○ 抬高右手臂并举过头顶
  ○ 腹式吸气以抬高腹部

▶标志物

• 下腔静脉

• 门静脉

▶方法

• 见图 6.3

• 探头放置于右上腹横断面

• 探头向上扫查肝脏,找到下腔静脉,将其置于图像中央

• 小幅调整探头角度向下扫查

• 在下腔静脉前方找到门静脉

• 随探头角度变化,观察胆囊不同切面

▶难点

见"胆囊未显像"一节

6.3 完整显示胆囊

下面将讲述如何通过上腹部平行横切、上腹部纵切和肋间切等方位完整扫查胆囊。

上腹部横切面显示胆囊

上腹部横切面显示胆囊,使其位于图像中线稍偏左。短暂停顿后,横切面平行扫查整个胆囊(图 6.4)。

上腹部纵切面显示胆囊

胆囊横切面显示其最大直径后,旋转探头90°,观察胆囊是如何从圆形转变为长轴的椭圆形(图 6.5a)。逐步向右移动探头直到胆囊消失(图 6.5b,c),再从右向左扫查胆囊。

肋间切面定位和识别胆囊

第三种扫查胆囊的方法是通过侧面肋间隙途径。经肋间方式开始会有难度,但具备适当技巧后,就能很好地显示胆囊。

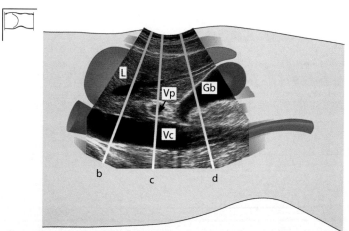

a

图 6.3 识别胆囊。(a)上腹部纵切面扫查肝脏(L)、门静脉(Vp)、胆囊(Gb)和下腔静脉(Vc)。横切面扫查显示见图 b~d。(b)肝脏(L)和下腔静脉(Vc)。(c)向足端调整探头:显示肝脏、下腔静脉和门静脉(Vp)。(d)向下调整探头,通过胆囊(Gb)扫查。

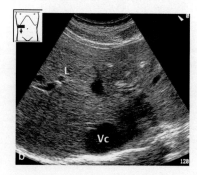

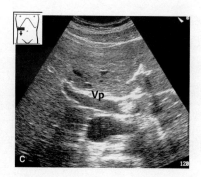

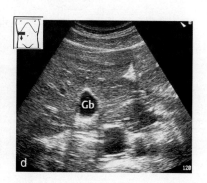

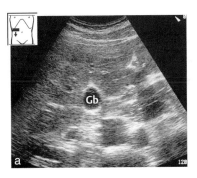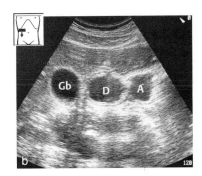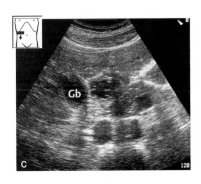

图 6.4 上腹部横切面确定胆囊。(a)识别胆囊(Gb)切面。(b)探头稍下移,紧贴胆囊旁为十二指肠(D)和胃窦(A),只有当胃和十二指肠充满液体后才能如图显示。比较 a 图和 b 图中的胆囊位置,其在 a 图中占据图中间 1/3,在 b 图中位于左侧,表明胆囊长轴有侧偏。(c)探头向足端移动,其角度更低,胆囊切面又变小。

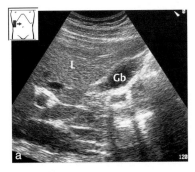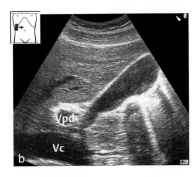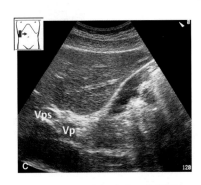

图 6.5 上腹部纵切面确定胆囊。(a)胆囊(Gb)长轴,观察其位于肝脏(L)脏面的典型切面。(b)探头往中间移动一小段距离,已从图 6.3a 中获知此切面,显示肝脏和胆囊与门静脉右支(Vpd)和下腔静脉(Vc)。胆囊后方的强回声区为十二指肠气体。(c)探头往中间移动更远后,切面显示更小的一部分胆囊和门静脉(Vp)主干,门静脉主干侧前方为门静脉左支(Vps)。

探头放置于腋中线低位肋间隙,使声束经肋间穿入,显示肝脏下角。从后往前做扇形侧向扫查。需要时,可移动探头至偏前肋间隙,重复扫查。图 6.6c 为典型的胆囊肋间切面图像。

需要解释一下图 6.6c,侧向肋间的扫查平面和上腹部纵切面类似,图 6.7 显示了两者视角的不同。

胆囊位置异常

典型的胆囊长轴方向为斜向内下方,但有时也可顺着胆囊体部长轴方向,少数情况下朝向中间(图 6.8)。

胆囊底部通常位置靠前,紧贴肝脏下缘(图 6.9)。但也有一些情况下,胆囊深入肝脏背面。

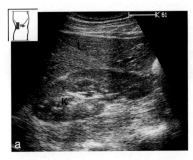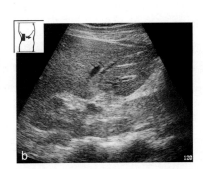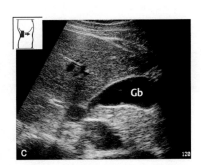

图 6.6 侧向肋间隙切面定位和识别胆囊。(a)肝脏(L)和肾脏(K)切面。(b)稍向前调整扫查平面角度,显示肝脏。(c)向前调整扫查平面角度,可见胆囊(Gb)位于肝脏下缘。

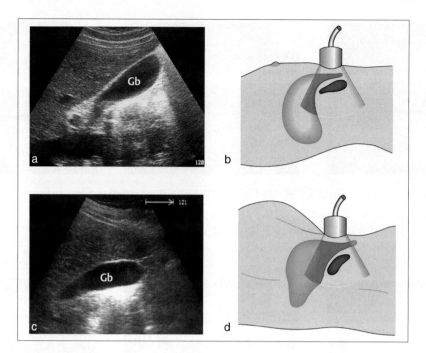

图 6.7   胆囊上腹部纵切面;侧向肋间隙切面。(a)胆囊(Gb)上腹部纵切面。(b)图示说明图 a 中探头的所放位置。(c)胆囊侧向肋间隙切面。(d)侧向肋间隙扫查时的探头位置。图示说明从后方显示图像。

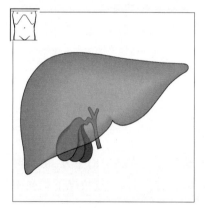

图 6.8   胆囊的位置变化。

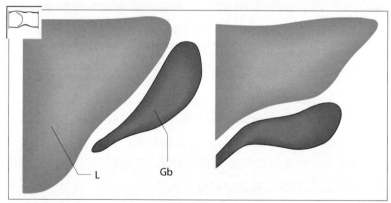

图 6.9   胆囊底部位置与肝下缘关系。L=肝脏,Gb=胆囊。

胆囊未显像

　　超声无法显示胆囊的原因很多,对于初学者最常见的原因是缺乏经验。本书插图均是在理想扫查条件下,实际操作会有一定难度。胆囊显示不佳最常见的非操作者依赖性原因见表 6.1。

　　▶ *既往胆囊切除史*　做过胆囊切除手术的患者自然是无法找到胆囊的。老年患者可能会忘记做过此手术,检查室昏暗环境下也容易忽略细微的手术瘢痕。如果未能找到胆囊而患者不确定是否做过手术时,需要仔细寻找胆囊手术瘢痕。如果器官已摘除,胆囊窝处常可见明显的高回声

表 6.1   胆囊未显像
非操作者依赖性原因
胆囊外科切除术史
肥胖
胆囊收缩
胆囊萎缩
充满型胆囊结石
胆囊回声改变

瘢痕。

　　图 6.10 的一系列图像说明了如何采用与图 6.3 所述的类似方法,系统扫查寻找胆囊或胆囊

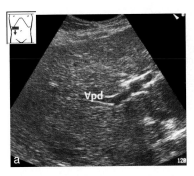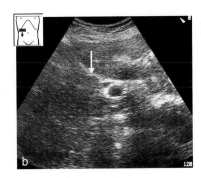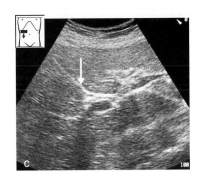

图 6.10 胆囊切除后。(a)门静脉右支(Vpd)。(b)从 a 图水平稍向下扫查显示一个高回声狭窄带(↓)。(c)再向下扫查时,原本应该看到胆囊,然而此位置仅见一个高回声瘢痕。

切除术后瘢痕回声。

胆囊切除术后瘢痕宽度的差异很大(图 6.11)。

▶**肥胖** 显著肥胖患者,肋下扫查胆囊非常困难(图 6.12)。可改由侧面扫查,利用肝脏作为透声窗常可显示胆囊部分断面。

▶**餐后** 进食后胆囊收缩,大小可近似于门脉主干管腔。当询问患者是否进食时,不要忘记咖啡和尼古丁也会导致胆囊收缩(图 6.13)。

▶**胆囊萎缩** 胆囊可因为慢性炎症而萎缩。胆汁变得稠厚,胆泥淤积或形成结石,从而失去充满液体的正常胆囊腔结构。胆囊与十二指肠在这类病例中很难区分(图 6.14 至图 6.16)

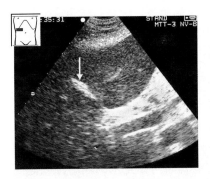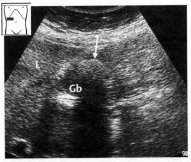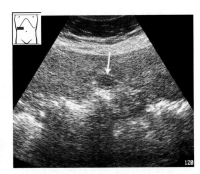

图 6.11 胆囊切除后。胆囊窝处见一个菱形、明亮的瘢痕。

图 6.12 肥胖患者的胆囊结石。肝脏轮廓不清晰,胆囊壁与肝脏(L)分界不清。胆囊内显示为一个含有结石的小残腔(↓)。Gb=胆囊。

图 6.13 餐后收缩的胆囊(↓)。

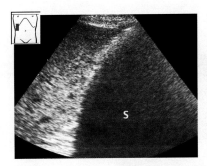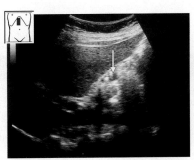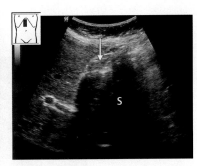

图 6.14 胆囊结石。胆囊充满结石,形成大片均匀的声影(S)。胆囊腔未显示。

图 6.15 胆囊萎缩。胆囊腔被小结石和碎屑占据(↓),胆囊与周围组织难以分辨。

图 6.16 胆囊萎缩。胆囊腔被小结石和碎屑占据(↓),形成浓密的声影(S)。

6.4 器官详述

胆囊结构

胆囊由底部、体部、颈部和漏斗部组成。

▶**超声观察胆囊结构**　纵切面显示胆囊。尝试在单幅图像中获得胆囊的最佳视图并观察各结构(图 6.17)。

胆囊大小

正常胆囊大小个体差异很大,文献报道各不相同,其长径上限可达 12cm。大多数学者认为正常胆囊长径为 9~11cm,宽度小于 4cm。

超声测量胆囊大小

上腹部纵切面测量胆囊长径和前后径,横切面测量横径。然后利用简单公式计算胆囊体积(cm³):长径(cm)×横径(cm)×前后径(cm)×0.5(图

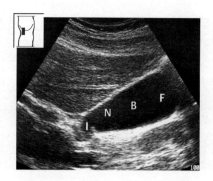

图 6.17　胆囊结构。F=底部,B=体部,N=颈部,I=漏斗部。

6.18)。

胆囊增大

增大的胆囊形态多样(图 6.19 和图 6.20),尤其年长患者和糖尿病患者。长期禁食也会引起胆囊增大,可伴有胆泥淤积。

如果胆囊横径超过 4cm,要怀疑病理性状态。

胆囊生理性扩大与胆囊增大不同,前者相对张力不高。积液时,由于流出道梗阻,胆囊显著扩张,常见原因为胆囊或胆总管结石(图 6.21)。正常胆囊就如同一个充了水但还没有受压膨胀的气球,而胆囊积液就如同在充水的同时注入同等体积的气体,处于紧绷的状态。

表 6.2 总结了胆囊增大的病因。

胆囊形态变异

评估胆囊形态比测量其大小更有用。通过实

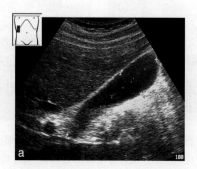 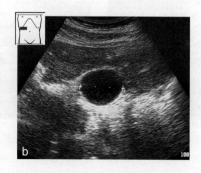

图 6.18　识别胆囊大小。(a)上腹部纵切面显示长径和短径。(b)横切面显示宽度。

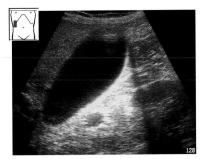

图 6.19　禁食后的正常胆囊。

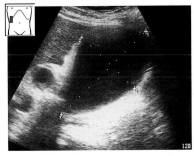

图 6.20　由于胰头癌引起流出梗阻而肿大的胆囊。

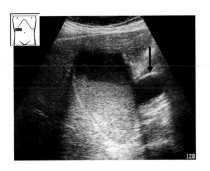

图 6.21　胰头癌患者,扩张的胆囊内充满沉淀物。同时可见扩张的肝总管。

表 6.2　胆囊增大

原因
形态学变异
禁食
弛缓(糖尿病)
老年人
积液
积脓

际操作,你才能理解多变的正常胆囊形态。最常见的为梨形(图 6.22a),也可能为圆形、狭长形或成角形(图 6.22b,c)。底部折叠的胆囊称为"弗里吉亚帽"(图 6.22d)。(弗里吉亚帽是一种高高的楔形帽子,顶部用布料塞满并向前折叠。)

胆囊壁

> **重点**
>
> - 胆囊壁的内层和外层呈高回声,中层呈低回声。
> - 未收缩的胆囊壁厚度不超过 4mm。

6

胆囊壁有三层:黏膜层、肌层和浆膜层。在合适情况下,超声可显示这三层结构,表现为高回声的内层壁和外层壁,低回声的中间层。在部分收缩状态,胆囊壁三层结构亦能清晰识别(图 6.23)。但是超声显示的胆囊壁结构无法同病理精确对应。

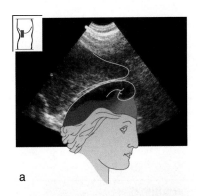

图 6.22　胆囊形态。(a)底部可以折叠,类似弗里吉亚帽。(b)典型的梨形胆囊。(c)狭长形胆囊。(d)反复折叠后"S"形胆囊。

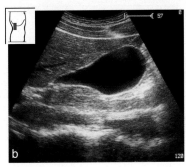

a

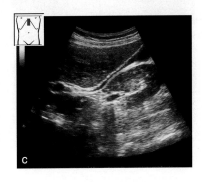

b

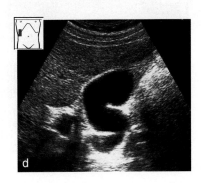

c

d

胆囊壁的超声评估

由于超声难以清晰显示胆囊后壁与胃和十二指肠的分界，测量胆囊壁厚度应该取肝脏脏面紧贴肝包膜的胆囊前壁进行。空腹状态下，正常胆囊壁厚度不应超过 4mm(图 6.24)。

胆囊壁异常

即使初学者也能在早期发现胆囊壁厚度和回声的改变。胆囊壁增厚的可能原因见表 6.3。

▶**急性胆囊炎**　急性胆囊炎表现为胆囊壁增厚并超过 4mm，呈低回声改变，胆囊壁不规则。同时常可见胆囊床周围低回声晕环(图 6.25 和图 6.26)。

表 6.4 总结了急性胆囊炎的声像图特点。

▶**慢性胆囊炎**　慢性胆囊炎常常表现为腔内回声不均匀，胆囊壁增厚呈高回声改变 (图 6.27 和图 6.28)。

表 6.5 总结了慢性胆囊炎的声像图特点。

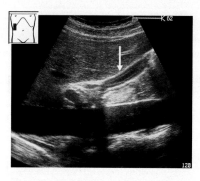

图 6.23　餐后收缩的胆囊。超声显示清晰的胆囊壁结构(↓)和狭长的内腔。

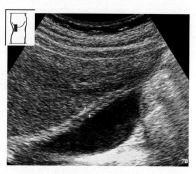

图 6.24　胆囊壁厚度测量(+ – +)。侧向肋间扫查胆囊清晰显示三层壁结构：高回声内壁和外壁以及中等回声中间层。

表 6.3　胆囊壁增厚
原因
收缩
胆囊炎
肝硬化
腹水
急性病毒性肝炎
恶性肿瘤
右心衰竭
低蛋白血症

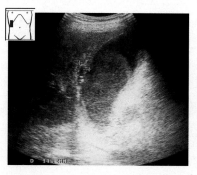

图 6.25　急性胆囊炎。胆囊壁坏疽。

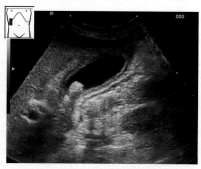

图 6.26　急性胆囊炎。胆囊壁增厚、分层，其内可见部分区域回声减低。

表 6.4　急性胆囊炎
声像图标准
探头按压时柔软
胆囊壁增厚
胆囊壁不均匀
低回声晕环

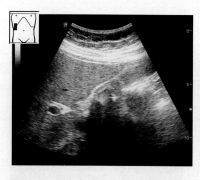

图 6.27　慢性胆囊炎。胆囊壁增厚，呈高回声改变。

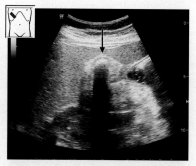

图 6.28　慢性胆囊炎。胆囊壁显著增厚，回声增高(↓)。

表 6.5　慢性胆囊炎
声像图特征
胆囊缩小
胆囊壁增厚
胆囊壁呈高回声
丧失收缩力

▶**瓷胆囊**　指的是慢性胆囊炎引起的胆囊壁钙化。典型表现为整个胆囊后方有显著的声影。胆囊后壁仍清晰可辨,胆囊腔内呈稍低回声(图 6.29)。

▶**其他原因**　腹水和胆囊癌时也可见胆囊壁增厚(图 6.30)。晚期胆囊癌时,囊壁弥漫性增厚,轮廓不清(图 6.31)。

胆囊内容物

正常胆囊内为充满液体的空腔脏器,腔内呈无回声。

▶**超声表现**　正常胆囊腔表现为典型的无回声区,但假性回声也不少见,多由伪像引起(见"胆囊扫查时特殊的声学效应")。

胆囊内异常内容物

▶**胆囊结石**　胆囊结石是最常见的上腹部超声异常发现,其大小和数量各异(图 6.32 至图 6.34)。超声表现根据结石成分、形状、位置和大小不同会有很大差异。超声诊断的典型标准为:无回声胆囊腔内见结石强回声伴后方声影,随患者体位改变而移动(表 6.6)。

声像图上不能精确判断胆囊结石的成分。以胆固醇为主的结石具有一定程度的透声性,可显示其内部结构(图 6.35 和图 6.36)。钙质为主的结石,入射声波在结石表面产生显著的反射(图 6.37)。

最难发现的结石是漏斗部结石和收缩后胆囊的结石(图 6.38 至图 6.40,表 6.7)。超声也难以清晰显示胆囊漏斗部,声像图上其后方也可出现类似结石的后方声影(表 6.7)。另外,检查不仔细时十二指肠气体也可能被误认为胆囊结石。

表 6.6　胆囊结石

声像图特征
强回声
后方声影
移动性

6

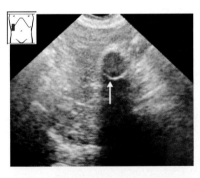

图 6.29　瓷胆囊。胆囊壁钙化呈纤薄环状(↑)。典型表现为可见胆囊腔和明亮后壁。

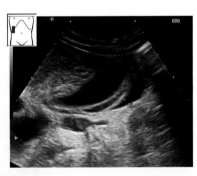

图 6.30　腹水时胆囊壁增厚。

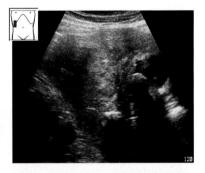

图 6.31　胆囊癌。胆囊壁不规则增厚,与肝脏分界不清。肿瘤向周围浸润侵犯至肝脏。并可见胆囊结石。

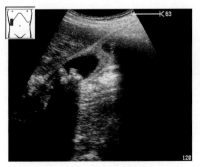

图 6.32　多发胆囊结石。

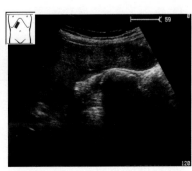

图 6.33　胆囊大结石。单个结石充满整个胆囊腔,后方伴大片声影。

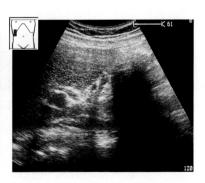

图 6.34　胆囊充满结石。胆囊被许多隐蔽的结石完全充满,胆囊腔消失,有声影。

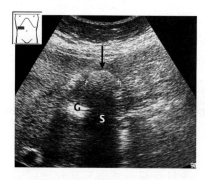

图6.35　内部结构均匀的富含胆固醇的结石(↓)。仅见肌囊小残腔。S=声影，G=十二指肠气体。

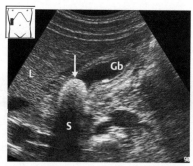

图6.36　胆囊内单个结石(↓)。胆固醇性结石可见其内部结构。L=肝脏，Gb=胆囊，S=声影。

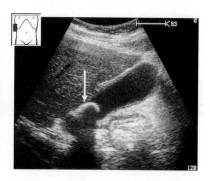

图6.37　富含钙质的结石经过声波反射后呈锐利的新月形(↓)。

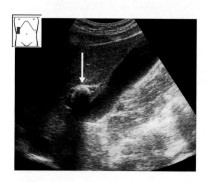

图6.38　漏斗部结石。漏斗部可见隐蔽的结石(↓)。此处结石容易漏诊。

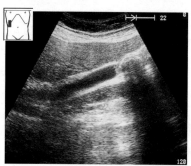

图6.39　胆囊底部结石。此处结石有时会误诊为肠道气体。

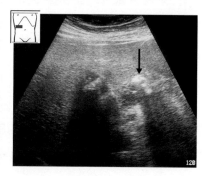

图6.40　收缩的胆囊。胆囊腔消失，结石显示不清晰。图像右侧为十二指肠(↓)。

表6.7　胆囊结石：诊断

假阳性	假阴性
十二指肠气体	漏斗部结石
囊肿侧后声影	位于折叠底部的结石
胆囊颈部伪像	
息肉	

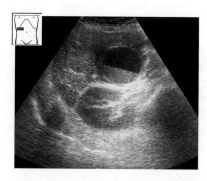

图6.41　胆泥。胆囊内见有回声的沉淀物，在胆囊内可见液平。

▶**胆囊胆泥淤积**　胆泥是胆囊壁上黏附的一些黏性胆汁。可在禁食数天后出现，尤其是肠内营养的患者。超声显示为典型的、分界清晰的沉淀物，与表面液性胆汁形成鲜明对照（图6.41）。其声像图特征和鉴别诊断见表6.8。

▶**有回声的胆汁**　胆囊充满胆泥时，就会出现胆汁有回声的现象，清晰的胆囊腔消失（图6.42）。

▶**胆囊泥沙样结石**　后方有声影的沉淀物称为胆囊泥沙样结石（图6.43和图6.44）。

表6.8　胆泥

声像图特征	鉴别诊断
有回声的沉淀物	泥沙
胆汁-胆泥液平	伪差
移动性	积脓
	急性胆囊炎
	慢性胆囊炎

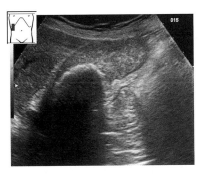

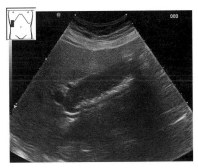

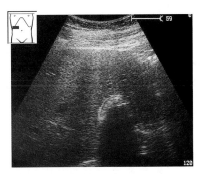

图 6.42 有回声的胆囊。胆囊内充满有回声的胆泥,合并胆囊结石。胆泥没有后方声影。

图 6.43 胆囊内有回声的沉淀物。沉淀物后方有声影。

图 6.44 胆囊内泥沙样结石。胆囊内充满泥沙样结石,后方伴有致密的声影。

息肉样病变

重点

● 不同于胆囊结石,胆囊息肉不能移动,没有后方声影。

胆囊壁上附着的息肉样病变并不少见。因为要和胆囊结石进行鉴别,故此内容放在"胆囊内容物"这一小节。

▶ **胆囊息肉** 超声表现为胆囊壁上见多个数毫米大小、半球状、高回声胆固醇性沉淀物,向胆囊腔内突出 (图 6.45 和图 6.46), 没有后方声影,不能移动(不同于胆囊结石和胆泥,图 6.47)。

▶ **胆囊腺瘤和胆囊癌** 胆囊腺瘤少见。这些突出物多数体积相对较大(>5mm)、中等回声、边缘光滑或不规则(图 6.48)。较大的腺瘤(>10mm)不能完全和胆囊癌相鉴别(图 6.49),需要进行手

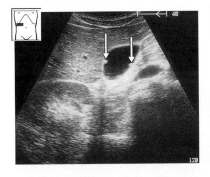

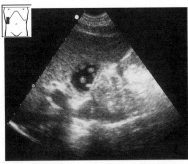

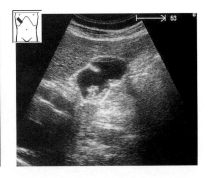

图 6.45 胆固醇性息肉(↓)。附着于胆囊腔内的高回声、无声影结节。

图 6.46 胆囊多发息肉。

图 6.47 息肉样胆泥。胆囊内黏性的沉淀物类似息肉。通过其移动性可与息肉相鉴别。

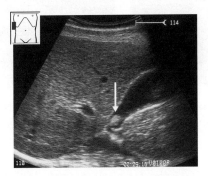

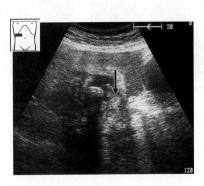

图 6.48 胆囊腺瘤表现为突向胆囊腔的球形团块(↓)。病灶相对胆囊壁为略低回声。

图 6.49 胆囊癌。肿瘤破坏正常胆囊结构,引起胆囊壁不规则增厚,轮廓不清(↓)。

术治疗。

胆囊扫查时特殊的声学效应

扫查胆囊时,需要识别一些声学效应而引起的图像伪像(表6.9)。

▶**侧后声影**　胆囊的侧后声影与胆囊结石的声影类似(图6.50)。

▶**部分容积效应**　由声束束宽引起的伪像可被误认为胆泥(图6.51)。

▶**胆囊颈部区域的伪像**　胆囊颈部超声很难显示清楚。此处的结石可能会被忽略(图6.38),但有时胆囊颈部的声影会被误认为结石(图6.52)。

▶**十二指肠气体**　邻近胆囊的十二指肠有时会产生干扰。气体会被误认为结石(图6.53),而食物团则会被误认为肿瘤性囊壁增厚(图6.54)。观察十二指肠的蠕动有助于正确诊断。

6.5 解剖关系

学习目标
● 明确胆囊与肝脏、门静脉、胃窦、十二指肠球部和十二指肠的位置关系。

检查胆囊时,我们会发现不管用什么检查途径(肋下横切面、纵切面或肋间切面),显示屏上图像的右下部分总是混乱无序,而左上部分为有序的肝脏结构(图6.55和图6.56)。

让我们分析一下图像中回声杂乱区域与胆囊的关系。其位于图像右下部分,解剖上对应于胆囊下方、后方和内侧。与胆囊三面相邻的含气器官是产生杂乱回声的声学基础,它们分别为:内侧的胃窦和十二指肠球部、内下方的十二指肠

表 6.9   胆囊检查时因为声学效应引起的伪像

声学效应
后方回声增强
囊肿侧后声影
部分容积效应
振铃效应
十二指肠气体

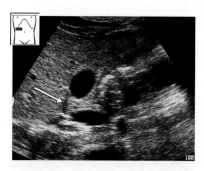

图 6.50　胆囊的侧后声影(→)。

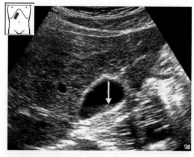

图 6.51　部分容积效应(↓),胆囊后壁处出现液平。

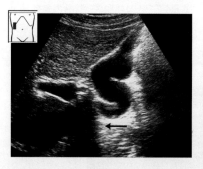

图 6.52　胆囊颈部后方的声影(←)。

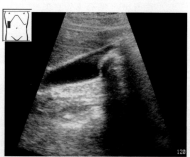

图 6.53　肠道气体。胆囊底部因肠道气体受压而缩进,形成后方声影。

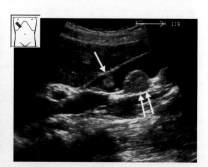

图 6.54　十二指肠内的食物团和胆囊息肉。十二指肠从后方突向胆囊,被误认为胆囊壁的球形占位(↑↑)。胆囊颈部也有带蒂的息肉(↓)。

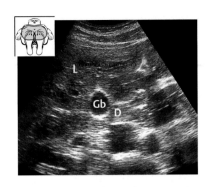

图 6.55 胆囊上腹部横切面扫查。左上方显示为均匀的肝实质(L)。胆囊(Gb)位于图像的中央,右下方为充满气体的肠袢(D)形成的混乱回声。

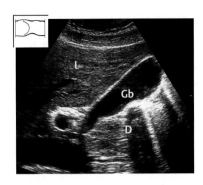

图 6.56 胆囊上腹部纵切面扫查。纵切面可见相同的结构:左上方均匀的肝脏回声(L),胆囊(Gb)位于中央,右下方为充满气体的肠袢(D)形成的混乱回声。

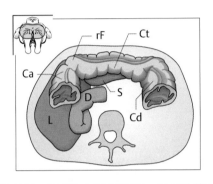

图 6.57 从下往上观察腹腔,显示升结肠(Ca)、横结肠(Ct)、降结肠(Cd)、十二指肠(D)、胃窦(S)和肝脏(L)。胆囊隐藏于结肠肝曲(rF)。

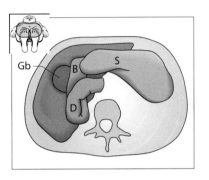

图 6.58 与图 6.57 同样的角度。移除结肠以暴露胆囊(Gb),其位于肝脏脏面,被胃窦(S)、十二指肠球部(B)和十二指肠(D)围绕。

降部和下方的结肠肝曲。胰头被十二指肠袢包绕,位于胆囊内侧;而胆囊位于肝脏偏下、偏前、偏内侧的位置 (图 6.57 和图 6.58)。尽管胆囊形状、大小和位置多变,但这些毗邻关系固定。详解如下。

胆囊与肝脏的位置关系

在学习利用肝脏作为透声窗扫查胆囊时,已经介绍了两者的关系。现在我们将辅以更多细节阐述。胆囊在紧贴肝脏脏面的凹陷内。此凹陷的深度多变,但形状相对固定。凹陷的顶部自下而上形状不同,下方平胆囊底部水平时呈光滑半球形,上方平胆囊颈部水平时呈锐角(图 6.59)。凹陷的顶端即胆囊窝,容纳胆囊,紧贴肝脏脏面。断层解剖上此位置为一个深沟结构,很容易辨认,而肝脏大体解剖上,此位置等同于胆囊床,初学者常常不太熟悉。超声检查中通常将其视为叶间

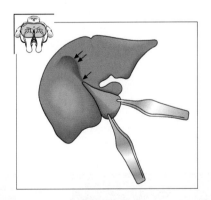

图 6.59 自下而上的肝脏脏面图。提起胆囊后显示胆囊床。胆囊床在平胆囊底部水平形成圆形凹陷(⇐),在平胆囊颈部水平逐渐变尖细成锐角(←)。

裂所在位置。

确定叶间裂

将探头横向放置于锁骨中线处,采用前文所述方法显示胆囊图像。向头端倾斜探头,观察胆

囊的横截面如何逐渐变小。当胆囊从图像中消失时,胆囊窝处就会出现叶间裂,呈窄带或偶尔呈厚带状(图 6.60 和图 6.61)。通常旋转探头取平行于肋缘的肋下斜切扫查可以更清晰地显示此裂。

确定胆囊床

肝叶间裂为胆囊床顶部的嵴,肝实质形成其顶部。再次横切面显示胆囊,向上调整扫查角度,辨认出叶间裂(图 6.62a)。然后沿着胆囊长径往下扫查,观察胆囊窝的形状改变(图 6.62b,c)。

胆囊与门静脉的关系

检查胆囊时,通常都能显示下腔静脉和其属

支。这些结构的空间关系详述如下(图 6.63 至图 6.65)。胆囊自下而上向肝门延伸,并朝向右侧。在此切面水平,胆囊颈部靠近门静脉右支。

横切面显示胆囊与门静脉的关系

于锁骨中线和下腔静脉水平处横向放置探头,显示在屏幕中央,并向上扫查显示肝脏。向肝脏下方扫查显示胆囊,辨别出门静脉。此处稍停留并注意其位置,可以通过门静脉右支起始段明确门静脉位置(图 6.66a)。胆囊颈部位于图像平面前面、中央上方,即解剖学上的前方,稍向下扫查并显示胆囊横切面,图像显示其从下方延伸向上,几乎到达门静脉右支(图 6.66b,c)。

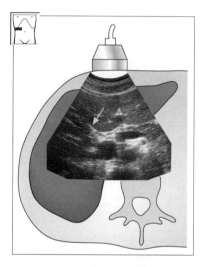

图 6.60　叶间裂(↓)。

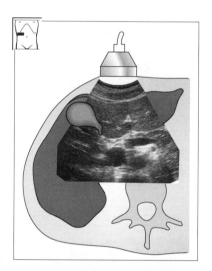

图 6.61　与图 6.60 一样的切面。胆囊已进入图像,显示其位于扫查平面前方。可见叶间裂的头端。向上调整扫查角度时,此裂消失。可利用此体表标志明确胆囊本身或胆囊切除术后的胆囊窝。

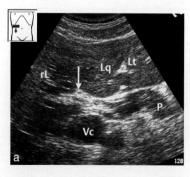
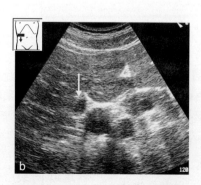
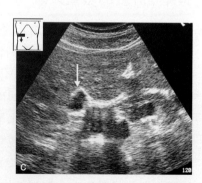

图 6.62　确定胆囊窝。(a)在胆囊稍上方做上腹部横切扫查。可以显示叶间裂(↓)起始部成锐角样、肝右叶(rL)、方叶(Lq)、肝圆韧带(Lt)、下腔静脉(Vc)和胰腺(P)。(b)探头稍往下移动。可见胆囊颈部(↓)。(c)探头继续往下移动,可清晰识别胆囊,其紧贴于胆囊窝的凹陷处。

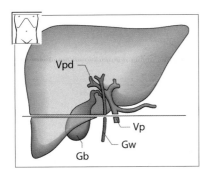

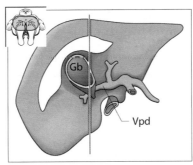

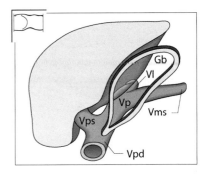

图 6.63 正面观。肝脏、胆囊(Gb)、胆管(Gw)和下腔静脉(Vp)与解剖教科书上一样。注意胆囊颈部位于紧贴门静脉右支下方(Vpd)。水平线表示图 6.64 的横切面水平。

图 6.64 肝门的上腹部横切面观。注意胆囊(Gb)正好位于门静脉右支(Vpd)下方。垂直线表示图 6.65 的纵切面水平。图 6.66c 为对应声像图。

图 6.65 肝门的上腹部纵切面。注意胆囊颈部几乎从下方贴着门静脉右支(Vpd)。胆囊本身只显示了轮廓。胆囊后方(中部)为门静脉主干(Vp)、肠系膜上静脉(Vms)和脾静脉(Vl)汇合处以及门静脉左支(Vps)。图 6.67a 为对应的声像图。

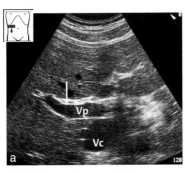

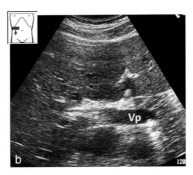

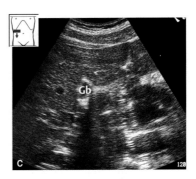

图 6.66 横切面上显示胆囊与门静脉的关系。(a)上腹部横切面显示门静脉(Vp)及其右支(↓)。Vc=下腔静脉。(b)探头稍往足端移动,显示门静脉主干(Vp),此时其右支位于扫查平面后方。(c)探头再往下移动,胆囊颈部(Gb)出现,显示其位置恰好位于门静脉右支的足端。

纵切面显示胆囊与门静脉的关系

上腹部纵切面放置探头,在肝脏下缘寻找下腔静脉。在下腔静脉与肝脏下缘之间识别出门静脉。小幅平行向右滑动探头,在纵切面观察胆囊。胆囊颈部的头侧是一个圆形血管横切面,其为门静脉右支。注意它的出现,其为一个重要的标志物。继续往右滑动探头,你会发现胆囊切面往右上方移动,即解剖学的侧前下方,而门静脉切面往左上移动,即解剖学的侧前上方。紧接着逐步从右往左扫查胆囊和门静脉右支(图 6.67)。

胆囊与胃窦、十二指肠球部和十二指肠的关系

> **提示**
> ● 年轻、苗条的患者此区域最容易检查。
> ● 检查前让患者饮用 1L 水,最好使用吸管以避免吞进空气,有利于检查。

胆囊沿十二指肠的侧下方向延伸,并在其前方穿过(图 6.68 至图 6.70)。此结构毗邻关系的正面观在解剖教科书上众所周知(图 6.68),但由于十二指肠内气体的影响,使其在超声上显示会有些困难。

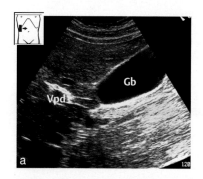 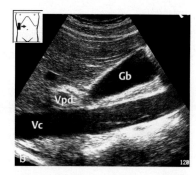 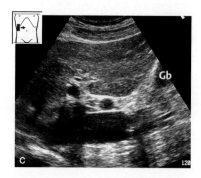

图 6.67 纵切面上显示胆囊与下腔静脉的关系。(a)经过胆囊底部(Gb)和门静脉右支(Vpd)纵切面,注意两个结构之间的距离。(b)探头稍向左移动,胆囊颈部(Gb)明显更靠近门静脉右支(Vpd),下腔静脉(Vc)纵切面也可显示。(c)探头继续向左移动,此切面仅可显示一小部分胆囊底部(Gb)。

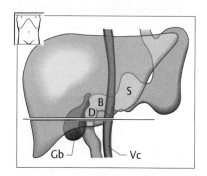 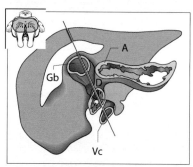 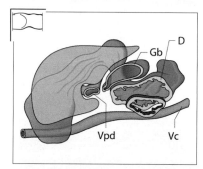

图 6.68 正面观。胆囊(Gb)与十二指肠(D)、十二指肠球部(B)和胃窦(S)的关系。水平线表示图 6.69 的横切面水平。

图 6.69 经过胆囊体部(Gb)和十二指肠(D)的上腹部横切面。A=胃窦,Vc=下腔静脉。注意胆囊呈圆弧状从侧前方跨过十二指肠。图中实线表示图 6.70 的纵切面水平。重点:纵切面必须同时显示胆囊和下腔静脉,此时可见十二指肠位于两者之间。图 6.71c 为对应声像图。

图 6.70 经过胆囊 (Gb) 与下腔静脉(Vc)的上腹部纵切面。十二指肠(D)位于两者之间。切面在门静脉主干分叉处经过门静脉右支。图像平面的前方描绘了十二指肠的侧面部分,以显示十二指肠延伸到相对远侧方。图 6.72c 为对应声像图。

横切面上显示胃窦与十二指肠上部、降部的关系

在锁骨中线处横向放置探头,明确胆囊横切面。识别下腔静脉。十二指肠降部位于胆囊和下腔静脉之间。在胆囊和下腔静脉上下调整探头角度,寻找十二指肠的不均匀回声(图 6.71)。

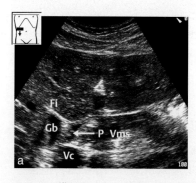 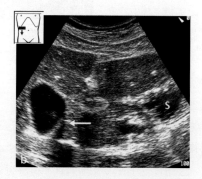 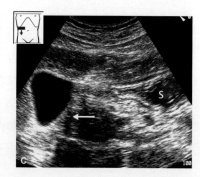

图 6.71 横切面上显示胆囊与十二指肠的关系。(a)肝下缘横切面显示胆囊(Gb)和叶间裂(Fi),正对胆囊中间的是十二指肠(←)。Vc=下腔静脉,P=胰腺,Vms=肠系膜上静脉。(b)探头稍往足端移动,可显示一部分胆囊,十二指肠(←)的混合回声正对胆囊中部,此层面同时可见胃窦(S)。(c)探头继续往下移动。十二指肠显示不清(←),但胃窦(S)清晰可见。可与图 6.69 进行对比。

纵切面上显示胃窦与十二指肠上部、降部关系

于锁骨中线处纵向放置探头，显示胆囊的最大切面。调整探头角度使其在同一切面上显示胆囊和下腔静脉。最初可能会比较困难，但经过练习后会容易些。此平面可作为声像图标志。逐步向右平行移动探头，直至胆囊从图像上消失。然后逐步从右向左经过胆囊和十二指肠依次扫查（图6.72）。

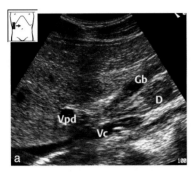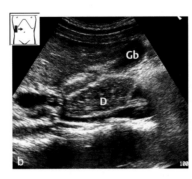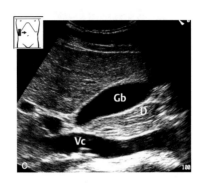

图 6.72　纵切面上显示胆囊与十二指肠的关系。(a)仅显示一部分胆囊(Gb)和下腔静脉(Vc)。十二指肠(D)在两者之间。Vpd=门静脉右支。(b)探头稍往中间移动，显示胆囊(Gb)的更多部分。十二指肠(D)清晰可见。(c)探头往更中间移动。从前往后可清晰地显示胆囊(Gb)、十二指肠(D)和下腔静脉(Vc)。可与图6.70进行对比。

6

第 **7** 章

胰腺

7.1 引言

学习目标
- 胰腺定位和识别。
- 显示胰腺全貌。

胰腺是腹膜后器官,横跨于上腹部,两侧与十二指肠和脾脏相邻,它横向位于上腹,其轴线从右下方稍微倾斜至左上方。

7.2 胰腺定位

(在 7.5 一节有经脾扫查胰尾部的具体描述。)

▶扫查障碍
- 胃和十二指肠的气体
- 肥胖

▶透声窗,见图 7.1
- 结肠、胃窦及肋弓的遮挡导致胰腺显示不清

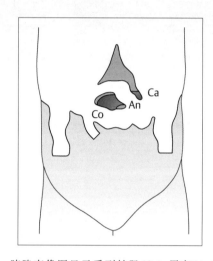

图 7.1 胰腺声像图显示受到结肠(Co)、胃窦(An)及肋弓(Ca)的影响。

- 有时胰腺超声扫查的透声窗很小

▶优化扫查条件
- 患者禁食
- 服用促排气类药物
- 加压
- 用肝脏作为透声窗(图 7.2a)
- 大量饮水,将充盈的胃作为透声窗(图 7.2b)

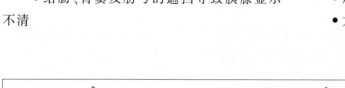
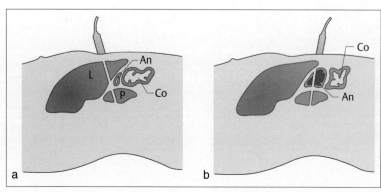

图7.2 (a)利用肝脏(L)作为透声窗定位胰腺(P)。An=胃窦,Co=结肠。(b)利用充满液体的胃窦(An)作为扫查的透声窗,Co=结肠。

▶**标记,见图 7.3 和图 7.4**

- 主动脉
- 肠系膜上动脉
- 脾静脉

▶**方法,见图 7.5**

- 将探头置于中上腹进行横切面扫查
- 将探头朝着肝脏方向向上扫查并显示主动脉

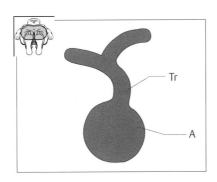

图7.3 腹主动脉(A)和腹腔干(Tr)。横切面扫查看到这个结构时,在其稍下方水平即可显示胰腺。

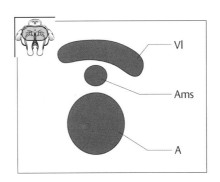

图7.4 主动脉(A)和肠系膜上动脉(Ams)的横切面以及脾静脉(VI)的纵切面,看到这些结构时,提示即将显示胰腺,胰腺为脾静脉前方稍弯曲的结构。是否能将胰腺与其周围组织结构区分出来,这在不同个体中存在很大差异。

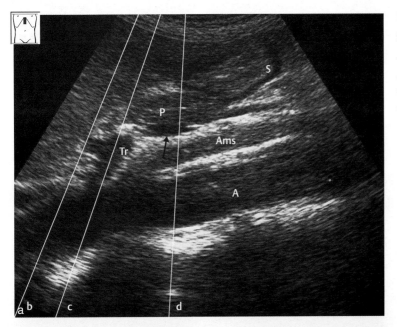

图 7.5 胰腺的定位。(a)上腹部纵切面扫查,线条表示定位胰腺的各个扫查平面。A=主动脉,Tr=腹腔干,Ams=肠系膜上动脉,P=胰腺,S=胃,脾静脉(↑)。(b)显示主动脉(A)。(c)显示腹腔干(→)。(d)显示脾静脉(↑)以及它前方的胰腺(↓↓)。

7

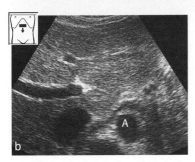

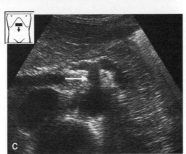

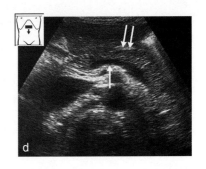

- 将探头缓慢地斜向下移动,显示出腹腔干
- 再往下可同时显示脾静脉、肠系膜上动脉及腹主动脉三个结构
- 在此扫查平面可以显示胰体

▶难点

- 很难确定胰腺位置(肥胖,前方气体,图 7.6 和图 7.7)
- 有时胰腺的位置只能通过解剖标志来辨认(图 7.8)

重点

- 主动脉和脾静脉是辨认胰腺的标志。

7.3 完整显示胰腺

下面将系统学习胰腺成像方法,在上腹部进行横切面及纵切面的平行序贯扫查。以脾脏作为透声窗扫查也可以显示胰尾部,这个方法在"解剖位置关系"(7.5 小节)中有进一步的阐述。

上腹部横切面扫查显示胰腺

由于胰腺形态狭长,横切时需要在多个部位扫查以观察整个器官(图 7.9 和图 7.10)。

在脾静脉前方(横切扫查)可以获取胰腺的长轴图像(图 7.9b 和图 7.10b)。在这个区域多切面扫查,可见稍弯曲的胰腺位于脾静脉前方。

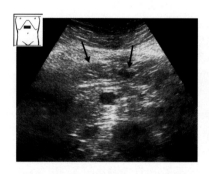
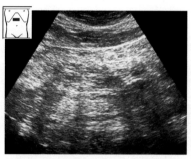
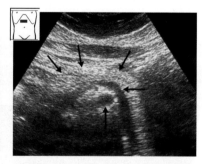

图 7.6 肥胖和前方覆盖的气体导致胰腺(↓)显示欠清。

图 7.7 气体的遮挡导致胰腺完全显示不清。

图 7.8 肥胖和胰腺的脂肪过多,肠系膜上动脉(↑)及脾静脉(←)显示清晰,胰腺显示欠清(↓↓↓)。

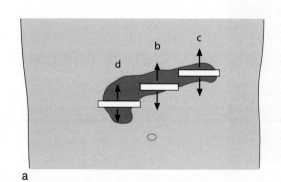

图 7.9 在上腹部切面扫查胰腺。(a)在每个平面上,将探头稍向上或者向下倾斜扫查整个胰腺。这些平面的图像见图 b~d。(b)经胰体部横向扫查,从上到下可见胰腺(P)、脾静脉(VI)、肠系膜上动脉(Ams)和主动脉(A)。(c)将探头向左上方移动,显示出胰尾部(Pt)。可见胰尾部向后方延伸并且比胰体部更厚。(d)将探头从起始位置向右下方移动,显示出胰头部(Ph)及其后方的下腔静脉(Vc),胰头部内侧受到肠系膜上静脉及脾静脉汇合部(C)的压迫。

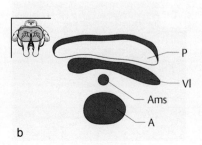
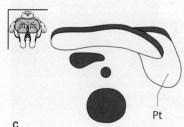
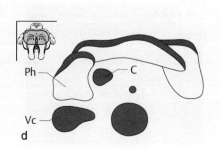

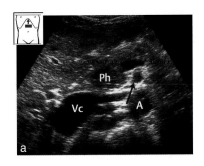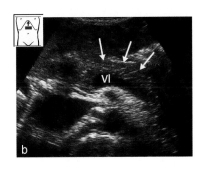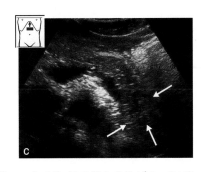

图 7.10 在上腹部横切面扫查胰腺。(a)胰头(Ph)在下腔静脉(Vc)上方的典型图像。A=主动脉,肠系膜上动脉(↑)。(b)将探头稍向左侧移动至中腹部,可见纤细的胰体部(↓↓↓)位于脾静脉(Vl)前方。(c)将探头继续向左侧移动远离胰头部,可见胰尾部向后方延伸(←↑→)。

然后将探头向左上方缓慢移向胰尾部(图7.9c 和图7.10c)。观察胰腺形态的变化。注意探头向左移动时,视野会逐渐模糊。对胰尾部进行扫查,其形态个体差异较大。

现在将探头置于起始部位,然后朝向胰头部向右移动探头(图7.9d 和图7.10a)。再次观察胰腺形态的变化,在胰头部多次扫查。横切面上,胰腺体尾部在横切面上多呈椭圆形,轮廓相对光滑,而胰头表面常可见多处不规则凹陷。

重点

- 由于胰腺较长(约15cm),因此需要多个横切面及纵切面扫查来观察胰腺。
- 胰尾部需要通过脾脏扫查。
- 脾静脉是横切扫查时定位胰腺的标志。

上腹部纵切面扫查显示胰腺

先将探头横向置于上腹部,找到胰体部。注视屏幕的同时将探头旋转至纵切面扫查上腹部。锁定此切面,稍旋转探头找到腹主动脉,这有助

于定位胰腺。在上腹部纵切扫查时寻找胰腺的重要标志:腹主动脉、腹腔干、肠系膜上动脉和脾静脉(图7.11a)。

在纵向扫查时胰腺横切面呈扁平的椭圆形。向左平行移动探头,与横切扫查时一样,由于肠内气体的干扰,越向左上腹扫查,图像越模糊。虽然如此,还是要尽力识别出胰尾部形态,正如之前上腹部系列横切面图像(胰腺长轴图像)中表现的那样,胰尾厚度增加(图7.11b)。

现在,将探头重新置于腹主动脉位置,经腹主动脉向右侧移动扫查,注意腹主动脉前方显示的胰腺切面轮廓光滑,形态扁平,将探头移至恰好显示胰腺断面显著增厚的位置时,提示此为胰头(图7.11c)。

重复几次从胰尾到胰头的扫查过程。通过观察不同扫查部位胰腺横断面的变化,获得对胰腺解剖及位置的清晰的空间印象(图7.12)。

重点

- 主动脉、腹腔干、肠系膜上动脉以及脾静脉是纵切面扫查时辨认胰腺的标志。

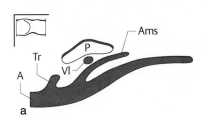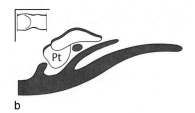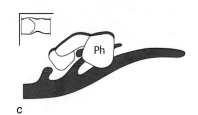

图 7.11 上腹部纵切面扫查胰腺。(a)纵切面扫查胰腺(P)的标志是主动脉(A)、腹腔干(Tr)、肠系膜上动脉(Ams)及脾静脉(Vl)。(b)向左移动探头显示胰尾部分(Pt)。(c)向右移动探头显示胰头部分(Ph)。

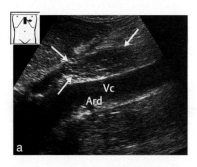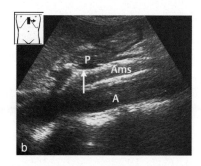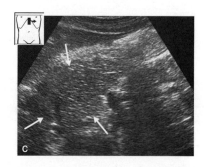

图 7.12　上腹部纵切面扫查胰腺。(a)显示下腔静脉(Vc)前方的胰头(→↓←)部分,Ard=右肾动脉。(b)将探头向左移动至中上腹,显示出胰腺(P)及胰腺周围的标志,即主动脉(A)、肠系膜上动脉(Ams)及脾静脉(↑)。注意观察胰腺从头到尾的范围。(c)将探头继续向左侧移动,在这个平面可以显示较厚的胰尾部(→↑↑)。

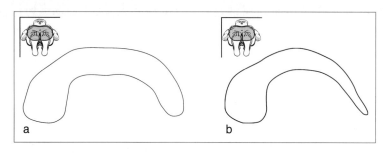

图 7.13　胰腺形状的差异。(a)香肠状。(b)蝌蚪状。

脾脏作为透声窗扫查胰尾部

这个方法将在 7.5 章节详细描述。

观察胰腺的不同形状

胰腺形状多变,典型的呈哑铃状,也可见香肠状以及蝌蚪状(图 7.13)。

7.4 器官详述

学习目标
- 描述胰腺的回声类型
- 识别主胰管
- 识别胆总管
- 测量胰腺径线

尽管胰腺是一个实质成分较多的器官,但内部结构仍然难以识别,胰管纵行于胰尾到胰头的胰腺实质内。在汇入胆总管并开口于十二指肠前,主胰管在胰头处转向下后方(图 7.14)。即使存在分支胰管及副胰管,超声也无法识别。

胰腺实质

瘦高型年轻人的胰腺实质为均匀颗粒状回声,与肝脏相似(图 7.15)。但是,胰腺实质回声存在个体差异,在瘦高型个体中呈稍低回声,而在老年人及肥胖个体中回声明显增高(图 7.16 和图 7.17)。胰腺为位于无回声的脾静脉前方明亮的条带样结构。

重点
- 瘦高型年轻个体的胰腺组织回声和肝脏组织的回声相似。

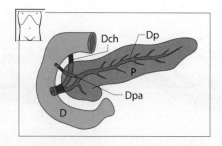

图 7.14　胰腺的断面解剖。D=十二指肠,P=胰腺,Dch=胆总管,Dp=主胰管,Dpa=副胰管。

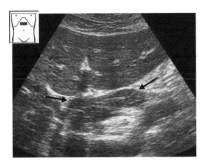

图 7.15　正常胰腺(→←)。正常胰腺组织的回声和肝脏的回声相似。

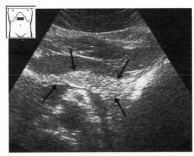

图 7.16　老年个体的正常胰腺(↑↓)。胰腺组织呈相对高回声。

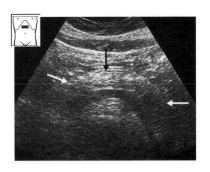

图 7.17　老年肥胖个体的正常胰腺(→↓←)呈相对高回声。

胰腺实质的异常超声表现

　　▶ **纤维脂肪瘤病**　由于脂肪浸润使胰腺实质呈均匀的高回声,这是肥胖个体胰腺实质中最常见的异常超声表现(图 7.18 和图 7.19)。这种情况需和"粗胡椒盐样"回声特点鉴别,后者是一种正常的变异(图 7.20)。

　　▶ **慢性胰腺炎**　典型的慢性胰腺炎表现为胰腺实质密度增高,呈粗糙不均匀回声。其声像图可仅有轻度异常(图 7.21)或出现粗大钙化(图 7.22 和图 7.23)。慢性胰腺炎的超声图像特征见表 7.1。

　　▶ **急性胰腺炎**　急性胰腺炎时,胰腺肿胀表现为均匀的低回声,肿胀可以呈局限性,也可以累及整个胰腺,也可能出现胰腺内出血或坏死(图 7.24),从而形成局限性无回声区。表 7.2 总结了急性胰腺炎的声像图特征以及急性胰腺炎相关的超声表现。

　　▶ **假性囊肿**　假性囊肿是急性胰腺炎发病数周后形成的一种并发症,通常在超声声像图上

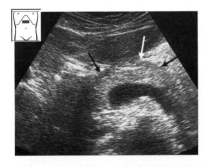

图 7.18　正常个体中的胰腺脂肪增多症(↓↓↓)。

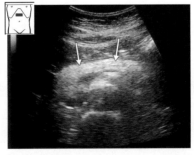

图 7.19　酗酒引起的胰腺脂肪增多症(↓↓),患者无胰腺病史。

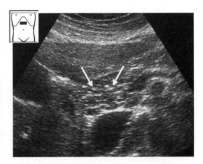

图 7.20　表现为"粗胡椒盐"回声(↓↓)的正常胰腺。

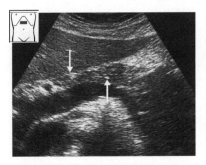

图 7.21　慢性胰腺炎,点状钙化(↓↑)。

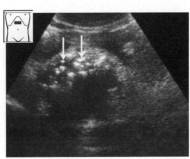

图 7.22　慢性胰腺炎,明显的钙化,部分粗大钙化(↓↓)。

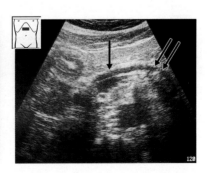

图 7.23　慢性胰腺炎,可见胰尾部钙化(↓↓),胰腺实质萎缩及主胰管扩张(↓)。

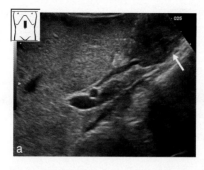
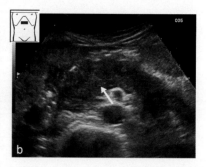

表7.1　慢性胰腺炎
声像图特征
胰腺肿大
内部结构粗糙、混杂
钙化
假性囊肿
主胰管扩张
边界模糊

图 7.24　急性胰腺炎。(a)胰头部水肿(↑)。(b)同一位患者胰腺弥漫性水肿(↑)。

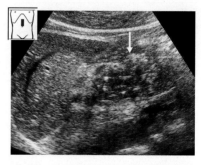

表7.2　急性胰腺炎	
声像图特征	相关的表现
胰腺肿大	肠梗阻
● 弥漫性肿大	腹水
● 局限性肿大	坏死窦道形成
胰腺实质内局限性不均匀低回声结构	脓肿形成(图7.5)
边界不清	胆管扩张
	胸腔积液

图 7.25　胰腺脓肿。细菌性脓肿使胰腺组织表现为不均匀筛孔样低回声(↓)。

很容易诊断(图 7.26 至图 7.28)。

　　▶**胰腺癌**　胰腺癌最常见于胰头部,声像图表现为不均匀的低回声团块(图 7.29 至图 7.32),主胰管扩张是另一个常见的表现。肿瘤较大时,由于胰腺边界模糊、正常结构破坏以及气体干扰等影响,超声难以准确评估。表 7.3 总结了胰腺癌的声像图特征。

主胰管

　　超声很难显示主胰管。初学时应选择瘦高型的年轻患者,利用上述方法可以获得最好的扫查结果,否则很难显示主胰管。

　　经胰体的上腹部横切面最容易显示主胰管(图 7.33a)。沿胰腺长轴扫查以定位胰管,可能需要将探头置于不同的位置扫查几次。注意在上腹部的横断面上胰腺的长轴可稍倾斜,声像图中胰管表现为横贯于腺体内的两条纤细高回声管壁样结构,显示的长度因人而异。图 7.33b 显示了主胰管横断面表现。

　　正常主胰管直径 2~3mm(图 7.34)。扫查时应

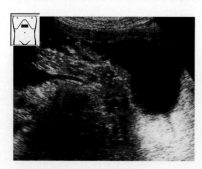

图 7.26　继发于急性胰腺炎的胰腺巨大假性囊肿。

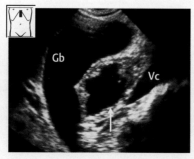

图 7.27　胰头部的假性囊肿(↑),患者有急性胰腺炎的病史。Gb=胆囊,Vc=腔静脉。

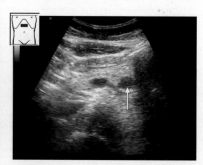

图 7.28　胰腺体尾部交界处的一个小囊肿(↑)。

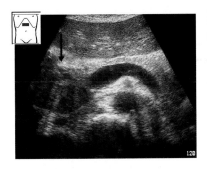

图 7.29 胰头癌（↓）。

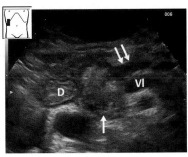

图 7.30 胰头癌（↑）,胰管（↓↓）,D=十二指肠,VI=脾静脉。

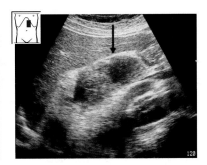

图 7.31 胰体部恶性淋巴瘤表现为回声不均匀的团块,组织学结果明确诊断肿块为淋巴瘤（↓）。

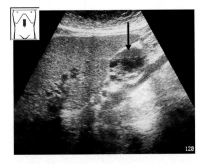

图 7.32 胰腺癌（↓）。

表 7.3 胰腺癌

声像图特征
肿块形态不规则
低回声团块
主胰管扩张
浸润或者压迫周围组织

尽量显示胰体和胰尾部,每个扫查切面通常只能观察到有限的一部分主胰管（图 7.33c）。初学者有时会将低回声的胃壁误认为扩张的主胰管（图7.35）,血管也可能与之产生混淆。

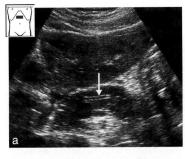

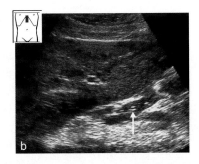

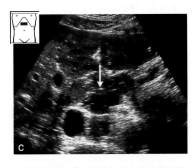

图 7.33 主胰管的显示。(a)胰体部横切面扫查显示主胰管（↓）。(b)胰体部纵切扫查显示主胰管（↑）的横切面。(c)胰头部的主胰管（↓）,只显示出很短的一部分。

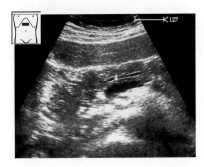

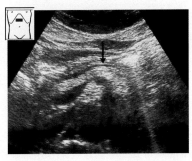

图 7.34 在胰体部测量主胰管的直径。

图 7.35 低回声的胃壁（↓）可能和胰管产生混淆。胰腺脂肪增多症。

主胰管的异常超声表现

在正常情况下,主胰管有时候也可以清楚地显示出来(图 7.36)。慢性胰腺炎时,胰管管径可呈不同程度扩张,管壁不规则(图 7.37)。胰腺癌时,主胰管呈显著扩张(图 7.30 和图 7.38)。表 7.4 总结了可能引起主胰管扩张的病因。

胆总管

胆总管走行穿过胰头(图 7.14)。注意胆总管可沿胰体长轴走行较长的距离,并且与下腔静脉

位于同一矢状面上,这在超声检查中很容易辨认。胆总管汇入十二指肠之前,向右前方进入十二指肠壁的乳头结构。

横切面显示胆总管

图 7.39 为横切面上胆总管的超声解剖示意图。

首先在横切面上定位胰头,然后找到同时显示胆囊、十二指肠、胰头和下腔静脉的切面,此切面中通常可见胆总管的横断面(图 7.40a)。胆总管通常较难显示。如果能找到胆总管,要在超声

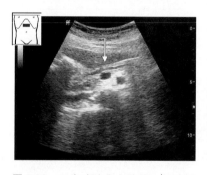 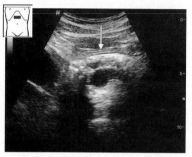 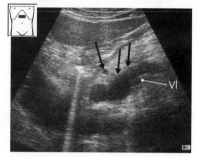

图 7.36　正常胰腺中主胰管(↓)清楚显示。　　图 7.37　慢性胰腺炎,扩张的主胰管及不规则的管壁(↓)。　　图 7.38　胰头癌,胆总管(↓↓)明显扩张伴主胰管扩张(↓)(Vl=脾静脉)。

表 7.4　胰管扩张
鉴别诊断
慢性胰腺炎
胰腺癌
十二指肠乳头狭窄
十二指肠乳头癌
胆管癌
结石

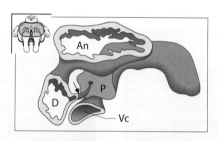

图 7.39　横切面上胆总管的超声解剖示意图。胆总管位于胰头的部分,经胰头(P)、十二指肠降部(D)、胃窦部(An)、腔静脉(Vc)和胆总管(↓)的横切面扫查。该示意图也显示胆总管向右侧走行汇入十二指肠降部从图像中消失。

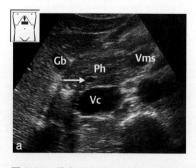 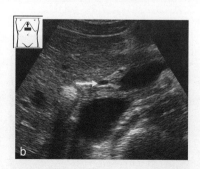 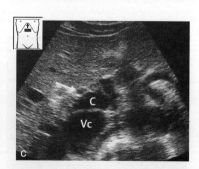

图 7.40　横断面显示胆总管。(a)经胰头(Ph)的横切面扫查,内含胆囊(Gb)、腔静脉(Vc)和肠系膜上静脉(Vms),可见胆总管横断面(→)。(b)将探头向头端移动,经过胆总管胰腺段后出现高位的胆总管横断面(→)。(c)扫查更高水平切面,显示肝总管(→)的汇合处(C)和腔静脉(Vc)。可与图 7.42c 进行比较。

图像上追踪胆总管的走行直至消失。胆总管逐渐汇入前方的十二指肠降部（图 7.39）。此时将探头朝向头端缓慢移动，追踪胆总管至其起始部，向肝脏追踪胆管时，胰腺将从图像中逐渐消失（图 7.40b，c）。

纵切面显示胆总管

图 7.41 显示了纵切面扫查胆总管的示意图。

用类似的扫查方法，在横切面声像图上显示胰头回声，并辨认胆总管的横切面（图 7.42a）。旋转探头至纵切面，追踪观察胆总管纵切面图像（图 7.42b，c）。

胰腺段胆总管的异常表现

胆总管梗阻能引起包括胰腺段胆总管在内的胆管明显扩张（图 7.43）。

测量胰腺各部直径

胰腺不同部位的大小相差悬殊，测量胰头、胰体及胰尾的大小时应选择垂直于胰腺长轴的

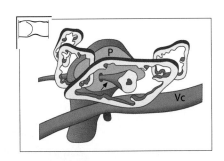

图 7.41　纵切面扫查胆总管。扫查位于下腔静脉（Vc）前方的胰头部（P），在此图像上胆总管走行方向向外（↑）。同时也可以见到十二指肠乳头以及胆总管汇入十二指肠。

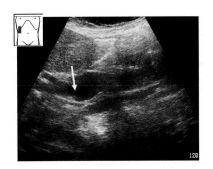

图 7.43　胰头癌，胆总管梗阻及上方胆总管显著扩张（↓），与图 7.42c 进行比较。

横断面，取测量的最大值（图 7.44）。胰腺各部位正常大小如下：

- 胰头：3.5cm
- 胰体：2.5cm
- 胰尾：3.0cm

重点

- 胰腺直径范围从胰体的 2.5cm 到胰头的 3.5cm。

7.5　解剖关系

胰腺长约 15cm，前后径 2~3cm，在上腹部毗邻许多器官（图 7.45）。我们将分别从胰尾、胰体及胰头三部分探讨其解剖位置关系。

胰尾的位置关系

胰尾和下列器官毗邻（图 7.46）：

- 前方：胃体和肝左叶
- 后方：左肾和脾静脉

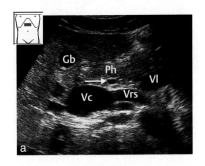
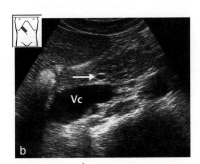
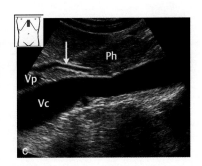

图 7.42　纵切面显示胆总管。(a)经胰头（Ph）的横切面扫查。可见胆总管（→），Vc=腔静脉，Vl=脾静脉，Vrs=左肾静脉，Gb=胆囊。(b)将探头旋转至斜切面扫查。可见胆总管（→），Vc=腔静脉。(c)将探头旋转至下腔静脉（Vc）矢状面，可以见到胰头（Ph）胆总管（↓）和门静脉（Vp）的断面。可与图 7.40c 进行比较。

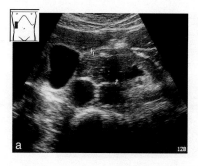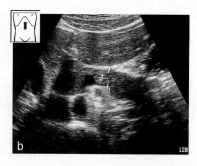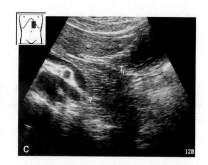

图 7.44　测量胰腺直径。(a)胰头直径。(b)胰体及胰管直径。(c)胰尾直径。

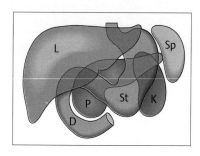

图 7.45　胰腺的位置关系。L=肝脏,D=十二指肠,P=胰腺,K=肾脏,Sp=脾脏,St=胃。

- 上方:胃体及贲门部
- 下方:空肠
- 侧方:结肠和脾门

注意,脾静脉走行于胰体后方,同时也位于胰尾上方。这种位置关系可能很难理解,详述见图 7.47。

胰尾和脾脏的位置关系及经脾脏扫查胰尾

由于胰腺向后方走行位置较深,因此无论横切面抑或纵切面经腹部超声都不能充分地扫查到

胰尾结构。稍加练习,你可以借助胰尾和脾脏的毗邻关系,利用脾脏作为透声窗扫查胰尾(图 7.48)。

经脾横切面扫查胰尾

将探头置于左胁腹部横切扫查,靠近腋后线处显示脾脏(图 7.48b)。然后扫查平面稍下移,左肾上极将出现在图像右方。也可以在脾门处辨认脾静脉(图 7.48c)。这一平面上胰尾恰好位于脾静脉正下方。稍向下移动探头,可见胰尾位于脾脏和左肾形成的三角形区域中(图 7.48d)。

经脾纵切面扫查胰尾

图 7.49a 冠状位图像显示了经左胁腹部纵切

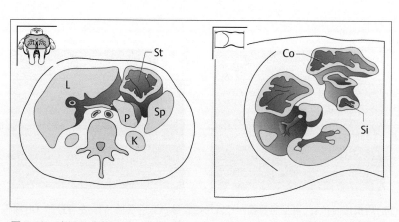

图 7.46　胰尾的位置关系。在横切面上,L=肝脏,P=胰腺,K=肾脏,Sp=脾脏,St=胃。在纵切面上,Si=小肠,Co=结肠曲。

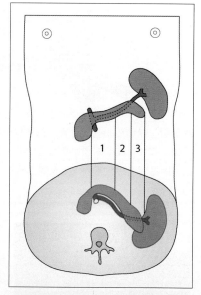

图 7.47　脾静脉与胰体及胰尾的关系。胰体位于脾静脉前方(第 1 段),胰腺和脾静脉在脊柱左侧向后方走行,胰腺仍然位于脾静脉前方(第 2 段)。之后,脾静脉继续向外侧方而不是向后方走行,而胰腺则向后方偏内侧走行(第 3 段)。

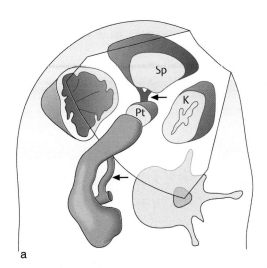

图 7.48　经脾横切面扫查胰尾。(a)经左胁腹部横切面扫查同时显示肾脏(K)、脾脏(Sp)以及胰尾(Pt)。为了使扫查位置清楚,将胰腺的其他部分标示在图中扫查平面前方。脾静脉(←)。(b)经胁腹部横切面扫查显示脾脏(Sp)。(c)在稍低水平横切面扫查显示左肾(K)上极,脾脏(Sp)和脾静脉(↑)。(d)探头稍向下方移动,可以显示胰尾(↓)位于脾脏与肾脏之间。

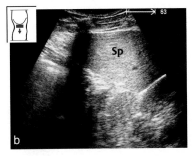

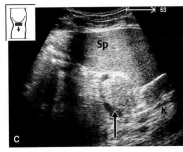

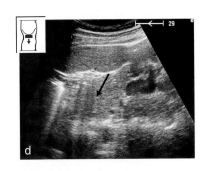

扫查时胰尾和脾脏的空间毗邻关系,经此切面扫查时首先显示肾脏和脾脏(图 7.49b)。注意探头的位置,将探头稍向上倾斜,然后向前方缓慢移动,直到显示左肾上极及部分脾脏(图 7.49c)。再向前方转动,肾脏从图像上消失了。在此位置,胰尾位于脾静脉末端与脾脏中间(图 7.49c)。进

7

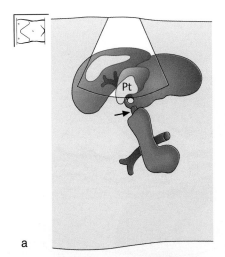

图 7.49　经脾纵切面扫查胰尾。(a)经脾及胰尾冠状面显示脾静脉(→)和胰尾(Pt)。可与图 7.49c 对比。(b)经左侧胁腹部纵切扫查显示脾脏(Sp)和上半部分肾脏(K)。(c)将探头转向稍前方,可以见到脾脏(Sp)。(d)将探头继续向前方扫查,胰尾逐渐消失。

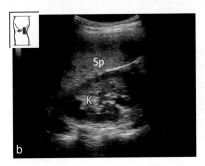

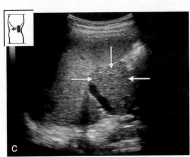

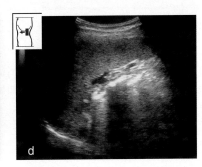

一步向前方转动探头时,胰尾消失在扫查平面内(图7.49d)。

胰体的解剖位置关系

胰体与下列器官毗邻(图7.50):

- 前方:肝左叶及胃窦部
- 后方:脾静脉及脾静脉与肠系膜上静脉汇合处,肠系膜上动脉,脾动脉
- 上方:腹腔干
- 下方:空肠

前面我们已经学习过如何利用腹膜后血管作为定位胰腺的标记。

胰体与胃及肝脏的解剖位置关系

> **提示**
>
> ● 胰腺的最佳检查条件是禁食一晚后或者饮水 0.5~1L 后。

胰腺扫查时,胃带来的干扰最多(图7.51),最差的情况是胃内有固体、液体及气体的混合物,最佳的检查条件是在清晨或者饮水 0.5~1L 后。

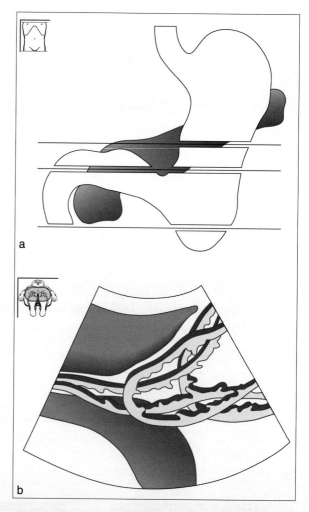

图7.50 胰体的解剖关系。(a)横切面上,L=肝脏,P=胰腺,A=腹主动脉,Vc=下腔静脉,Ams=肠系膜上动脉。(b)纵切面上,L=肝脏,P=胰腺,An=胃窦,D=十二指肠,A=主动脉,VI=脾静脉,AI=脾动脉,Ams=肠系膜上动脉。

图7.51 横切扫查胃、肝脏及胰腺。(a)扫查平面示意图,可见中间的扫查平面经过胃窦、幽门及十二指肠球部。(b)在超声声像图中显示的切面,可见中间的扫查平面上,胃位于肝脏和胰腺之间,前面的平面显示的是下方的胃窦,后面的平面显示的是胃窦和胃体的连接处。

横切面显示胰体与胃及肝脏的解剖位置关系

将探头横向放置于胰腺区,显示胰腺、脾静脉、肠系膜上动脉及腹主动脉。声像图中胃位于图像右侧,胰体与胰尾连接处。位置较低的胃组织包括胃窦(图 7.52a)及胃窦与胃体的连接处,大部分胃体与胰腺前缘紧贴。稍向下移动探头,观察胃是如何走行于胰腺与肝脏之间(图 7.52b)。

此处显示胃窦、幽门以及延续为十二指肠球部的移行处。探头再向下移动,胰腺在图像上消失,开始显示胃窦下部(图 7.52c)。

纵切面显示胰体与胃及肝脏的解剖位置关系

上腹部纵切面显示肝脏及液体充盈的胃。在平行的纵切面上扫查肝脏、胃及胰体(图 7.53 和图 7.54),辨认出肝脏后方的胰腺。

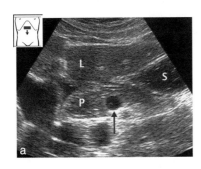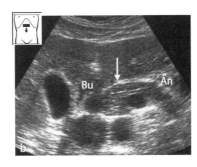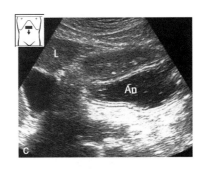

图 7.52 横切面显示胰体与胃及肝脏的解剖关系(扫查平面与图 7.51 一致)。(a)在胰体平面横切扫查,P=胰腺,S=胃,L=肝脏,脾静脉和肠系膜上静脉汇合处(↑)。(b)在稍下方横切扫查显示胃窦(An)和十二指肠球部(Bu)以及两者之间与胰腺紧贴的胃壁(↓)。(c)胰腺消失,只能看到胃窦(An)和肝脏(L)。

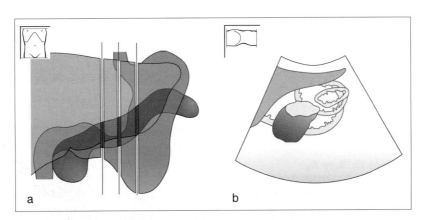

图 7.53 纵切面观察胃、肝脏及胰腺。(a)纵切扫查平面的示意图。(b)超声扫查平面的示意图,前方的扫查平面穿过胃窦幽门部,中间的扫查平面经过胃窦,后方的扫查平面经过胃窦与胃体的移行处。

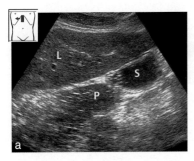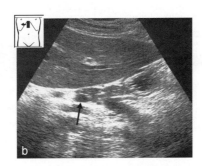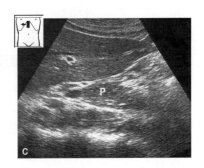

图 7.54 纵切面显示胰体与胃及肝脏的解剖位置关系。(a)扫查平面经过胃(S)、肝脏(L)和胰腺(P)。(b)将探头稍向右侧移动,显示出更大的胰头断面,可见脾静脉(↑)。(c)幽门部的断面,胃腔难以分辨,P=胰腺。

胰头的解剖位置关系

图 7.55 显示胰头的局部解剖图像,胰头的解剖位置关系如下:

- 前方:胃幽门部,十二指肠球部,肝脏
- 后方:腔静脉及右肾静脉
- 上方:门静脉及肝动脉
- 下方:十二指肠水平部
- 侧方:十二指肠降部
- 中间:肠系膜上静脉
- 胆总管横穿经过胰头

胰头的解剖位置关系远比胰体和胰尾复杂,图 7.56 在横切面及纵切面上显示胰头的解剖位置关系。

胰头与下腔静脉、门静脉、脾静脉及肠系膜上静脉的位置关系

下腔静脉的走行与人体长轴平行,它位于胰头后方,因此,胰头与下腔静脉的空间位置关系很容易理解,在超声检查时也很容易显示。胰头和门静脉、脾静脉以及肠系膜上静脉的位置关系相对更复杂。从正面观察,门静脉走行与人体长轴约呈 45°,肠系膜上静脉走行与人体长轴稍呈角度,脾静脉与肠系膜上静脉约呈 90°曲折走行(图 7.57)。

横切面显示胰头与下腔静脉、门静脉、脾静脉及肠系膜上静脉的位置关系

将探头置于上腹部进行横切扫查,然后利用肠系膜上静脉作为定位标记找到胰腺,稍向下方平行移动探头,显示胰腺及脾静脉断面。脾静脉

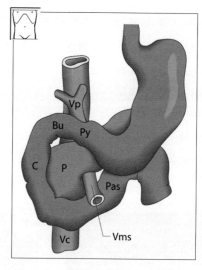

图 7.55　胰头的局部解剖。P=胰腺,Py=胃幽门,Bu=十二指肠球部,C=十二指肠降部,Pas=十二指肠水平部,Vc=下腔静脉,Vp=门静脉,Vms=肠系膜上静脉。

(图 7.58a)的长轴切面增宽处,即形成汇合部(图 7.58b),此为脾静脉与肠系膜上静脉(图 7.58c)汇合处。与脾静脉不同,横切面上肠系膜上静脉截面呈圆形,同时细长的胰体被较宽大的胰头取代。图 7.58d 详述了该扫查切面。

纵切面显示胰头与腔静脉、门静脉、脾静脉及肠系膜上静脉的位置关系

将探头置于上腹部进行横切扫查,然后利用脾静脉作为解剖标记定位胰头。将探头旋转至纵切面进行扫查,识别出脾静脉的横断面,以及其前方的胰腺。将探头稍向右侧移动,观察胰腺和脾静脉,首先可以见到胰腺后方圆形的脾静脉横断面(图 7.59a)。继续将探头向右侧移动,脾静脉移行为汇合部,与纵行的肠系膜上静脉汇合(图

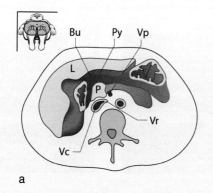

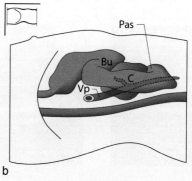

图 7.56　胰头的解剖位置关系。(a)横切面,P=胰腺,L=肝脏,Py=胃幽门,Bu=十二指肠球部,Vc=下腔静脉,Vp=门静脉,Vr=肾静脉。(b)纵切面,Bu=十二指肠球部,C=十二指肠降部,Pas=十二指肠水平部,Vp=门静脉。

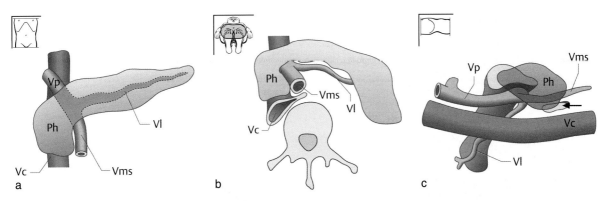

图 7.57　胰头与腔静脉、门静脉、脾静脉及肠系膜上静脉的位置关系。(a)常规正面观。Ph=胰头，Vc=下腔静脉，Vp=门静脉，Vms=肠系膜上静脉，Vl=脾静脉。(b)横切面观察，Ph=胰头，Vc=下腔静脉，Vms=肠系膜上静脉，Vl=脾静脉；可见钩突在下腔静脉和肠系膜上静脉之间向后走行了一小段距离。(c)经胰头(Ph)和钩突(←)的纵切面，胰头的截面在图像前方，显示钩突围绕肠系膜上静脉(Vms)，钩突走行于下腔静脉(Vc)与肠系膜上静脉(Vms)之间，Vl=脾静脉，Vp=门静脉。

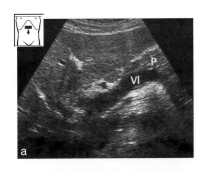

图 7.58　横切面扫查显示胰头与脾静脉，肠系膜上静脉以及二者汇合处的位置关系。(a)在相对较高水平横切扫查显示胰头部(P)的长轴切面及脾静脉(Vl)。(b)稍向下方横切扫查，脾静脉被肠系膜上静脉和脾静脉的汇合部(C)取代。(c)继续向下方扫查，显示出胰头(Ph)及钩突，同时可见肠系膜上静脉(↑)的横切面，观察胰腺的钩突环绕肠系膜上静脉走行。Vc=下腔静脉。(d)扫查平面 a~c 的图解。

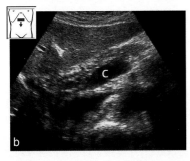

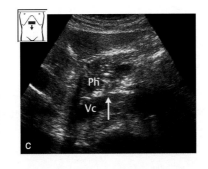

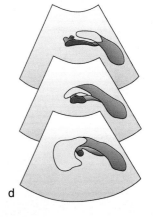

7.59b)。接着向右扫查，汇合部移行为门静脉，切面上门静脉位于较宽的胰头上方(图 7.59c)。图 7.59 对扫查切面进行了解释。

胰头与十二指肠的位置关系

典型的正面观上胰头与十二指肠球部的位置关系已经被大家所熟知(图 7.55)。可见胃幽门位于胰头与胰体交界处的前方，十二指肠第二段(降部)位于胰头侧方，被十二指肠袢所包绕。图 7.60 为横切面和纵切面上显示的超声透视图。

横切面显示胰头与十二指肠的位置关系

上腹部横切面扫查显示胰头。胰头位于下腔静脉前方。缓慢向下移动探头，胰腺结构消失，取而代之的是一片不规则的回声结构。这是由于胰头下方的十二指肠第三段(水平部)所导致的。再回到初始切面，在胰头右侧可以发现十二指肠降部，也就是穿过十二指肠袢中间的横断面。将探头向上移动，思考一下在胰头前方能见到什么结构？十二指肠球部及胃窦。自此水平切面做数次自头端向尾端的反复扫查，观察十二指肠球部、降部及水平部。图 7.61 和图 7.62 显示了十二指肠的典型图像。

纵切面显示胰头与十二指肠的位置关系

纵切面扫查显示胰头，找到肝脏、胰腺及十

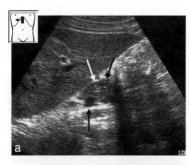

图 7.59 纵切面显示胰头与脾静脉，肠系膜上静脉以及二者汇合处的解剖位置关系。(a)纵切面扫查胰头(↓↓)及脾静脉(↑)。(b)将探头稍向右侧移动，显示汇合部(C)以及汇入的肠系膜上静脉(Vms)。(c)将探头继续向右侧移动，可以见到显示屏左侧(头端)的门静脉(Vp)及门静脉下方的胰头(→←)。(d)扫查平面 a~c 的图解。

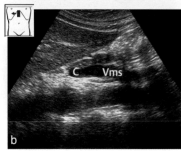

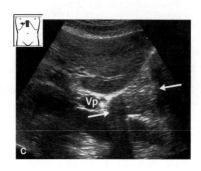

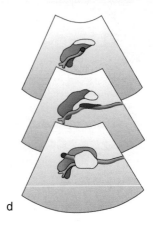

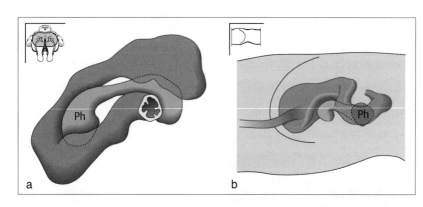

图 7.60 胰头的形态。(a)横切面上胰头(Ph)与十二指肠的位置关系。(b)纵切面上胰头(Ph)与十二指肠的位置关系。

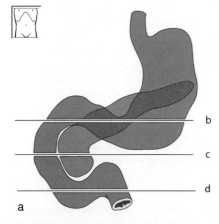

图 7.61 横切面上胰头和十二指肠的位置关系。(a)横线表示经过胰头、胃窦及十二指肠的三个横切面 b、c、d。(b)上方的切面经过胃(St)和十二指肠球部的移行处，胰腺位于其后方。(c)中间切面经过胰头(Ph)，以及位于胰头后外侧的十二指肠(D)。(d)下方的切面经过十二指肠 C 环(C)结构靠下的部分，看不到胰头结构。

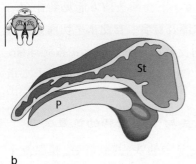

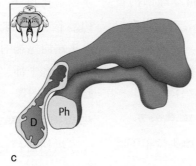

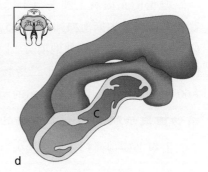

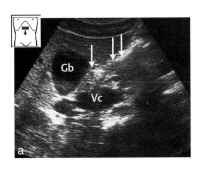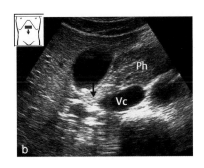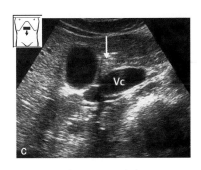

图 7.62 横切面上显示胰头与胃窦及十二指肠的解剖位置关系。(a)上方的切面经过十二指肠(↓)以及胃(↓↓)和十二指肠球部的交界处。Gb=胆囊,Vc=腔静脉。(b)此切面经过下腔静脉正上方的胰头,十二指肠降部(↓)位于下腔静脉和胆囊之间。(c)下方的切面经过下腔静脉(Vc)以及位于腔静脉前方的十二指肠水平部(↓)。

二指肠球部(图 7.63b 和图 7.64a)。缓慢向右侧移动探头平行扫查，可见胰腺和十二指肠的横切面。首先,可见十二指肠球部位于胰腺前方。向右移动探头，十二指肠向胰腺头端及其后方走行(图 7.63c 和图 7.64b)。当继续向右移动探头进行扫查时,胰腺很快消失,取而代之的是十二指肠降部由于气体液体混合物充填而形成的杂乱回声区域(图 7.63d 和图 7.64c)。

通常来说，常规方法很难获取这一系列图像。可以让患者饮用 1L 水使胃充盈,胃内的水会周期性向十二指肠排空,有助于在站立位对受检者进行检查。注意受检者十二指肠腔的超声图像可以表现为三种方式:

- 低回声=肠腔内液体充盈
- 强回声=肠腔内气体充盈
- 不均匀回声=肠腔混杂内容物

当然,这些现象在十二指肠相邻节段可以同时见到,还会出现蠕动样改变。因此,胰头及其周围结构的检查对于初学者来说是一项非常困难且耗时的过程。

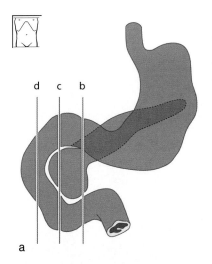

图 7.63 纵切面显示胰头与十二指肠的位置关系。(a)竖线表示经过胰头及十二指肠的三个纵切面 b~d。(b)扫查经过胃窦幽门移行处以及十二指肠球部的平面,胰腺(P)在后方,An=胃窦。(c)向右侧扫查,显示十二指肠(D)上面的部分,即位于胰头(Ph)上方的部分。(d)继续向右侧扫查,显示十二指肠降部(Pd),胰头部消失。

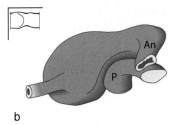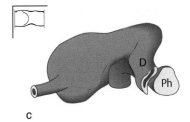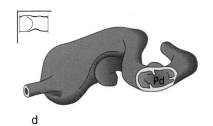

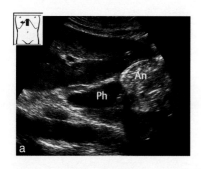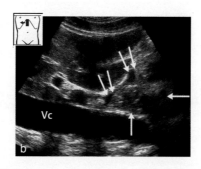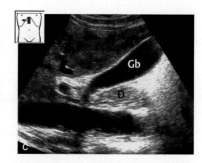

图 7.64　纵切面显示胰头与十二指肠的位置关系。(a)经过胃窦(An)和胰头(Ph)的平面进行扫查。(b)将探头稍向右侧移动,十二指肠向头端及后方走行(↓↓)。胰头(↑←)位于下腔静脉(Vc)正前方。(c) 继续向右侧扫查,胰头消失,显示十二指肠降部(D)和胆囊(Gb)的切面。

提示

- 在显示胰腺和十二指肠位置关系的时候,饮用 1L 水将胃腔先充盈,然后观察因胃周期性排空作用而充满水的十二指肠,这有助于图像的显示。
- 受检者立位检查也能改善图像的质量。

第 **8** 章

胃、十二指肠及膈肌

8.1 引言

学习目标
- 识别胃及十二指肠的图像。
- 识别主动脉和下腔静脉穿过膈肌的部位。

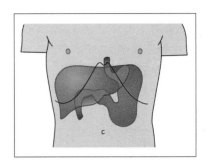

图 8.1 胃和十二指肠的解剖正面观。

提示
- 肝提供了扫查胃及十二指肠的透声窗。

通常,我们认为胃及十二指肠不适合进行超声扫查,两者不是常规超声检查的对象。尽管如此,只要我们掌握了基本的操作手法,即使对那些没有经过特殊准备的患者利用超声检查这两个器官也并非很困难。当然,胃肠道的超声检查需要一定的手法和技巧。本书介绍胃肠超声主要强调胃肠不是超声检查的瓶颈,如果仔细扫查也是可以利用超声来评价的。同时,我们也建议初

学者在解读超声图像时须非常谨慎。

熟悉主动脉和下腔静脉穿过膈肌的部位也很重要,因为在这一区域的膈肌有可能被误认为右侧的肾上腺或是血管结构。

图 8.1 显示了胃和十二指肠的正面观,正如解剖教材中描述的那样。

通常超声能够清晰显示的结构包括贲门及胃食管连接部,胃窦以及十二指肠的前两段(图8.2 和图 8.3)。肝脏可以作为扫查的透声窗。但是通过上腹部或利用脾脏作为透声窗显示胃底及

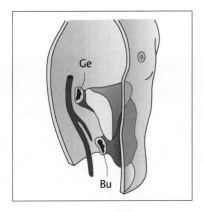

图 8.2 人体斜向纵切面。这一切面显示了胃-食管连接部(Ge)及十二指肠球部(Bu)。

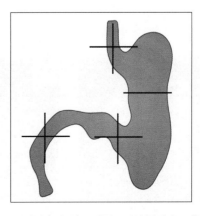

图 8.3 这些扫查平面可用于显示胃及十二指肠。

胃体则要困难得多。

8.2 胃、十二指肠及膈肌定位

▶**影响超声扫查的因素**

● 含气的空腔脏器是超声扫查的障碍

▶**优化扫查条件**

● 大量饮水,扩张胃部作为透声窗

▶**解剖学标志**

● 主动脉在这一水平下方穿过膈肌(贲门)

● 肝左叶下缘(胃窦)

▶**扫描途径**

● 胃-食管连接部:
　　○ 探头置于上腹部横切位
　　○ 朝膈肌的方向向上扫查
　　○ 贲门位于腹主动脉前方,呈靶环样回声
(图8.4)

● 胃窦:
　　○ 探头置于中上腹纵切位
　　○ 显示肝脏的下缘
　　○ 呈"靶环样回声"的胃窦位于肝下缘的

后下方(图8.5)。

8.3 器官详述

胃壁

如果受检者条件适宜且探头分辨率高,声像图上胃壁的五层结构清晰可见(图8.6):

● 高回声的胃腔与黏膜层间的界面

● 低回声的黏膜肌层

● 高回声的黏膜下层

● 低回声的固有肌层

● 高回声的浆膜层

显示这五层结构的最佳部位是胃窦部。通常情况下并不总能清晰显示五层结构,只有三层结构可见:高回声的黏膜层与浆膜层以及低回声的中层(如图8.23a所示)。

胃壁的变化

常规超声很难鉴别胃壁的良、恶性病变。图8.7为超声检查上可以显示的胃壁病变。

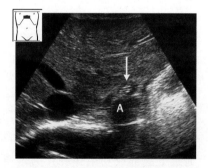

图8.4　显示胃-食管连接部(↓),位于腹主动脉前方(A)。

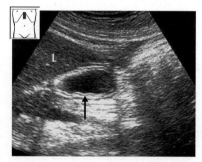

图8.5　显示胃窦部(↑),位于肝下缘后方(L)。

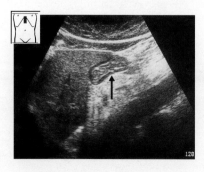

图8.6　胃壁的分层结构(↑)。

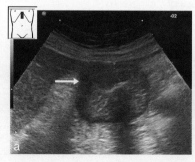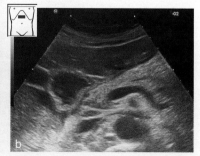

图8.7　胃癌。(a)胃窦部可见不对称的低回声团块(→)。(b)同一患者的横切面声像图。

8.4 器官边界与解剖关系

食管和贲门

纵切面显示胃–食管连接部

通常在上腹部超声图像上能够清晰显示贲门,胃位于肝与腹主动脉间的纵切面上。将探头置于中上腹最高水平(图 8.8b),显示出主动脉。再转动探头至上腹部纵切面。稍将探头向右倾斜就可显示细长的食管(图 8.8a)。再转动探头至左侧,我们就能看到食管连于胃的贲门部(图 8.8c)。

食管与贲门的关系

图 8.9 显示了胃–食管连接部周围的结构。

通过腹主动脉长轴的纵切面显示类似的结构(图 8.10a)。将探头缓慢向右移动扫查。注意当腹主动脉的图像消失时,边界清晰的肝尾状叶进入视野(图 8.10b)。将探头进一步向右移动,显示下腔静脉的长轴切面(图 8.10c)。

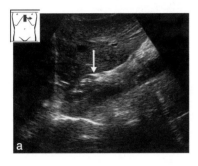 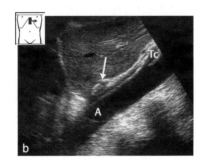 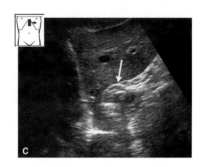

图 8.8 纵切面显示胃–食管连接部。(a)狭长的腹段食管(↓)。(b)稍向左侧扫查显示位于贲门稍上方的圆形的腹段食管(↓)。A = 主动脉,Tc=腹腔干。(c)进一步向左侧扫查,显示食管连于贲门(↓)。

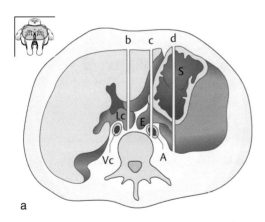

图 8.9 在横切面与纵切面上显示食管与贲门的关系。(a)示意图上的线条显示了图 b~d 的切面位置。Lc=尾状叶,Vc=下腔静脉,A=主动脉,E=食管,S=胃。(b)通过肝尾状叶的纵切图(Lc)。肝脏只显示了大致轮廓。Lv=静脉韧带,是肝尾状叶的分界线;Vc=下腔静脉,A=主动脉。请注意尾状叶正好位于下腔静脉的前方,处于血管与食管之间。(c)通过主动脉(A)与胃–食管连接部的切面。在这幅图像上我们可以看到胃(S)的走行,先向左再转向右。L=肝脏,E=食管。(d)通过胃体(S)及一小部分肝左叶(IL)的切面。通常这一部位在超声检查中很难显示。

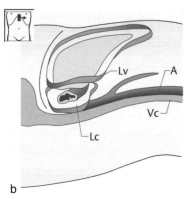 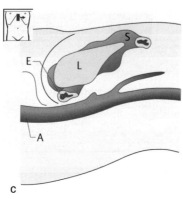 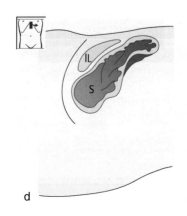

8

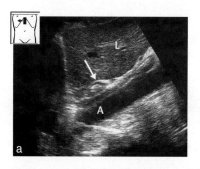
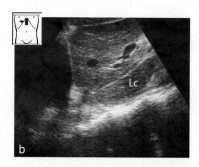
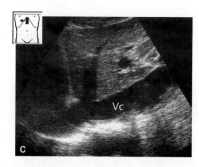

图8.10 胃-食管连接部右侧结构。(a)显示食管(↓),肝(L)及主动脉(A)。(b)探头稍向右扫查,显示肝尾状叶(Lc)。(c)进一步向右扫查显示下腔静脉(Vc)。

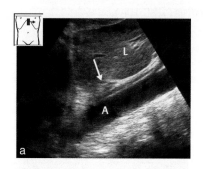
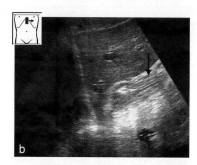
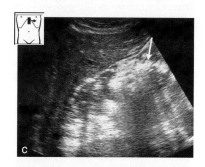

图8.11 胃-食管连接部左侧结构。(a)显示食管(↓),肝(L)及主动脉(A)。(b)探头稍向左扫查,食管已连于贲门(↓)。(c)进一步向左扫查,显示胃体(↓)及胃内容物回声不均。

探头移回开始时的位置,再向左移动。观察食管连于胃的贲门及贲门与胃体的移行(图8.11)。

横切面显示胃-食管连接部

图8.12显示了胃-食管连接部的一系列横切面图像。将探头置于中上腹横切扫查,显示腹主动脉、下腔静脉及胃-食管连接部(图8.13a)。保持探头横切并向下移动(图8.13b,c)。观察食管形态的变化,在穿过膈肌的部位食管腔呈圆形。在此水平以下,食管向左侧增宽(在图像上是向

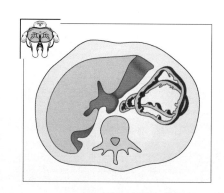

图8.12 胃-食管连接部的横切面示意图。

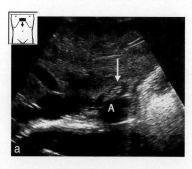
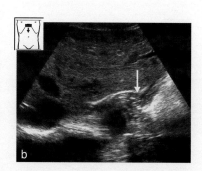
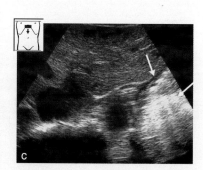

图8.13 横切面扫查显示胃-食管连接部。(a)食管(↓)的横切面,恰好位于主动脉(A)前方。(b)从a切面水平稍向下扫查,贲门(↓)向左侧延续于胃体。(c)从b切面水平向下扫查,显示回声不均匀的胃体(↓←)结构。

右侧),延续为胃,贲门呈喇叭状。在此水平上下扫查,追踪食管向贲门的连接处。在扫查的时候,同时想象这一部位的空间立体图像。

胃体

纵切面显示胃体

如果患者未经特殊准备,超声检查时胃体仅显示为肝左叶后方的回声不均质区。从胃–食管连接部开始扫查很容易显示这一区域。在此我们不作详细的介绍。图8.14显示了纵切面上胃体的走行。通过肝左叶及胃–食管连接部的纵切面,稍稍向左侧移动探头(图8.15)可观察胃腔的形态及走向。

横切面显示胃–食管连接部

从显示胃–食管连接部的横切面开始向下扫查至胃体。图8.16及图8.17显示了横切面上胃

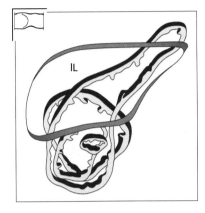

图8.14 胃的纵切面示意图。可以看到肝左叶(IL,只显示了轮廓)及胃–食管连接部。在其侧后方胃腔延续为胃体部。

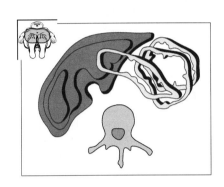

图8.16 胃体的横切面示意图。

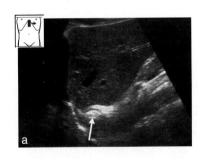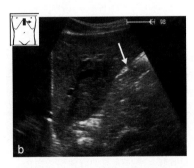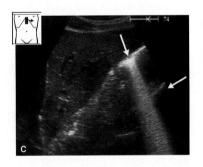

图8.15 胃的纵切面声像图。(a)显示肝及胃–食管连接部(↑)的纵切面图像。(b)向左侧移动探头,胃(↓)向左延伸。(c)进一步向左移动探头,显示扩张的胃腔(↓←)及其内的气体与内容物。

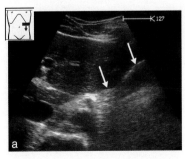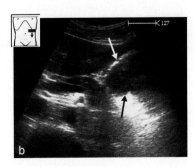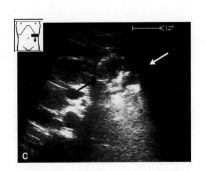

图8.17 胃的横切面声像图。(a)探头置于较高的部位横切显示胃体(↓↓)。(b)探头向下移动。可见胃体(↑↓)。(c)探头进一步向下移动。可见胃体(→←)。

的走行。

胃内液体充盈

胃内液体充盈后，在超声上更易显示胃壁（图8.18和图8.19）。

胃窦及十二指肠

纵切面显示胃窦及十二指肠

与贲门相似，常规超声检查都能清晰地显示胃窦。胃的大小和形态个体差异很大，但胃窦的位置一般都比较固定，位于腹正中线的左侧、肝的后方（图8.20）。

将探头置于腹正中线稍左侧、肋缘下纵切位，使肝下缘正好显示在图像的右侧。寻找胃窦的环状结构图像。图8.21a显示了典型的胃窦的声像图表现。

一旦显示出了胃窦，保持探头不动，观察胃的蠕动。想象一下这个切面上没有显示出的胃窦向侧后方延伸的部分。

探头保持纵切位平行地向左移动，观察图像

的变化（图8.21b,c）。胃窦的环状结构消失后，肝下缘也从图像上消失了。这些边界清晰的结构被回声不均的胃体取代，其内含有气体、液体及食物。

现在，将探头移回胃窦部的位置。想象一下在切面中会看到哪些结构（图8.22）？胃窦在这个部位移行为幽门部，与十二指肠相连。十二指肠的第一段是球部，其向上、向右走行转为第二段（图8.23）。

慢慢将探头平行向右侧移动，追踪观察十二指肠的走行。在肝脏下缘旁，十二指肠呈现为一回声不均匀的结构。随后向右移动探头，在肝与十二指肠之间显示出胆囊。胆囊消失后，出现十二指肠第二段降部的纵切面图像。十二指肠回声很不均匀，很难与周围组织区分。

横切面显示胃窦及十二指肠

胃窦部典型的靶环征在通过肝下缘的纵切面上显示得最清晰。纵切显示胃窦后，旋转探头至横切位（图8.24）。

注意这一切面的位置。这一切面通过胃窦的下部，也就是说图像上显示的是胃窦的下缘，而

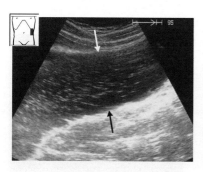

图8.18 液体充盈的胃体纵切面（↑↓）。

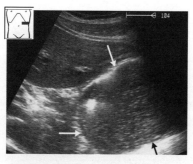

图8.19 液体充盈的胃体横切面(→↓↑)。

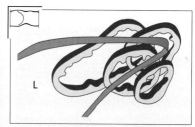

图8.20 胃窦的纵切面示意图。肝(L)只显示了轮廓。最前面的图像显示的是通过肝和胃窦的切面，其侧后方是胃的主要部分。

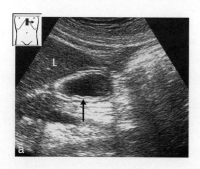
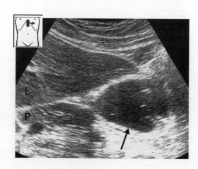
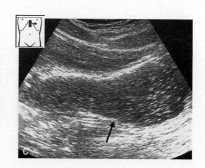

图8.21 胃窦的纵切面声像图。(a)纵切面显示胃窦(↑)和肝(L)。(b)探头稍向左移，胃窦(↑)的图像较图a增大。L=肝脏，P=胰腺。(c)探头进一步向左移动，胃窦移行为胃体(↑)。

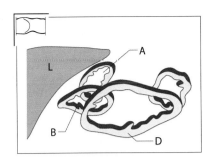

图 8.22 胃窦及十二指肠的纵切面示意图。通过肝(L)及胃窦(A)的切面如图 8.21a 所示。显示十二指肠球部(B)及降部(D)的切面。

幽门部移行至十二指肠的部位在其上方,未在这幅图像上显示。图 8.25 显示了胃窦和十二指肠近端的示意图。

如图 8.24a 所示,在上腹部横切显示胃窦。将探头向下移动观察胃窦的图像直至其在图像上消失(图 8.26)。

再回到通过胃窦下部的切面(图 8.27b)。向上并稍向右移动探头,显示幽门管(图 8.27c)。从这一切面开始,慢慢将探头向下移动,追踪十二指肠的走行(图 8.27d)。 图 8.27a 显示了扫查的

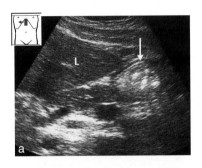

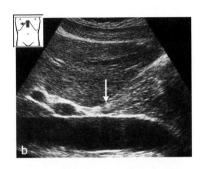

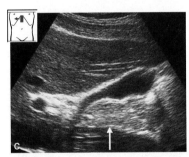

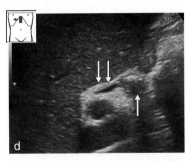

图 8.23 胃窦及十二指肠的纵切面图像。(a)显示肝(L)及胃窦(↓)的切面。(b) 探头稍向右移,显示十二指肠球部(↓)。(c)探头进一步向右移动,显示十二指肠的第二段(↑)。(d)十二指肠壶腹部(↑)。 胆总管(↓↓)向其内开口。

8

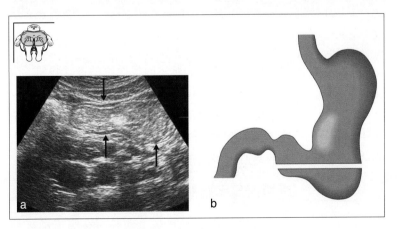

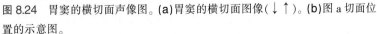

图 8.24 胃窦的横切面声像图。(a)胃窦的横切面图像(↓↑)。(b)图 a 切面位置的示意图。

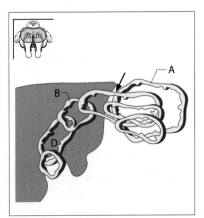

图 8.25 显示了胃窦、十二指肠球部及降部的走行。箭头显示了图 8.24 中切面的位置。图像的右半部分显示了低位投影的胃窦 (A)。 左侧断面显示十二指肠球部(B),其先向上走行移行为第二段降部(D),再转而下行。

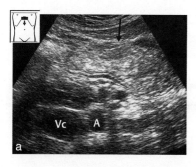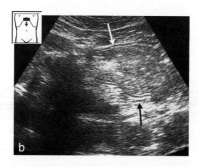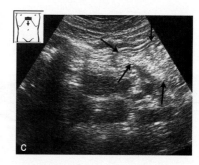

图 8.26 胃窦部横切面声像图。(a)胃窦的横切图像(↓)。A=主动脉,Vc=下腔静脉。(b)探头稍向下移动。可见胃窦(↓↑)。(c)探头进一步下移,胃窦(↓↑)内的食糜使胃呈不均质回声。

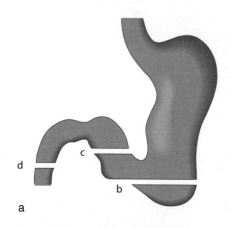

图 8.27 胃窦、十二指肠球部及降部的横切示意图。(a)显示图 b~d 中胃窦及十二指肠的扫查平面位置示意图。(b)胃窦横切面声像图(↓↑)。Gb=胆囊。(c)探头向上并稍向右移动,显示胃与十二指肠球部的连接部(↓)。Gb=胆囊,Vc=下腔静脉,A=主动脉。(d)探头向下并进一步向右移动。这一切面显示了十二指肠降部的横切面(→)位于胆囊(Gb)和下腔静脉(Vc)之间。P=胰腺。

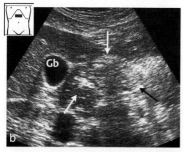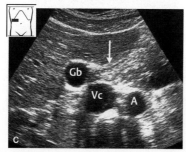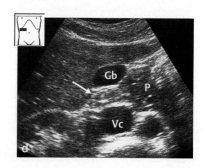

过程。

膈肌

左侧的膈肌脚沿主动脉下行。右侧的膈肌脚在主动脉右侧下腔静脉后方下行(图 8.28)。在横切面及纵切面上,两侧的膈肌脚均显示为一低回声结构。

横切面显示膈肌

探头置于上腹部横切位,显示腹主动脉的横切面。探头向上扫查直至显示出腹主动脉在心脏后方进入胸腔的图像。然后缓慢向下沿腹主动脉扫查,找到食管进入腹腔的部位。辨认位于胃-食管连接部与腹主动脉之间低回声的带状膈肌。这一低回声带在右侧向后延伸(图 8.29a,b)。

将探头再向下移动,观察膈肌。辨认左、右两侧的膈肌脚,它们分别在主动脉的两侧下降。右侧的膈肌脚经过下腔静脉后方(图 8.29c)。

纵切面显示膈肌

在纵切面上显示腹主动脉。在腹主动脉前方、主动脉与胃-食管连接部之间可以清晰显示膈肌的低回声肌肉结构向下延伸,几乎可达腹腔干水平(图 8.30a)。探头向右侧移动,纵切面显示下腔静脉。辨认位于下腔静脉后方的右侧膈肌脚(图 8.30b)。

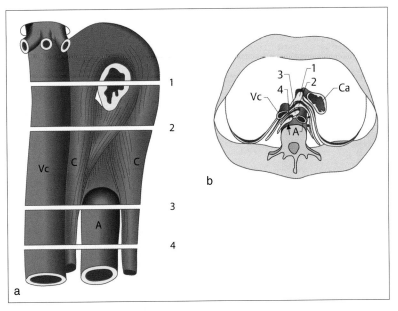

图 8.28 膈肌在下腔静脉、主动脉及食管裂孔这一区域的解剖示意图。(a)下腔静脉(Vc)在膈肌中心腱的部位穿过,周边无肌肉组织。食管在膈肌的肌肉部分穿过,两侧均被周边有力的左、右侧膈肌脚包绕(C)。主动脉(A)在相对偏后下方穿过膈肌,两侧为左、右膈肌脚。右侧的膈肌脚在下腔静脉后方下行。图 b 中的 4 个横切面的位置如图所示。(b)膈肌右侧脚的一系列横切面图。Vc=下腔静脉,A=主动脉,Ca=贲门,右侧膈肌脚(↑)。

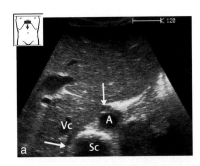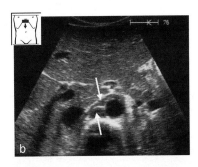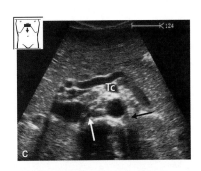

图 8.29 膈肌的横切面声像图。(a)膈肌的肌性部分(↓→)位于主动脉前方,下腔静脉后方。A=主动脉,Vc=下腔静脉,Sc=脊柱。(b)探头稍向下移动,显示右侧的膈肌脚(↑),在下腔静脉的右后方下行。图中还可见一枚增大的腹腔淋巴结(↓)。(c)探头进一步向下移动,在腹主动脉两侧、下腔静脉后方分别显示两侧的膈肌脚(↑←)。Tc=腹腔干。

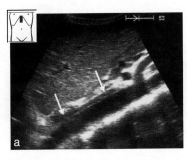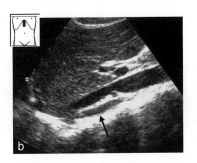

图 8.30 膈肌的纵切面图像。(a)纵切面显示主动脉。膈肌(↓↓)清晰地显示在腹主动脉前方。(b)纵切面显示下腔静脉。膈肌(↑)清晰地显示在下腔静脉后方。

第**9**章

脾脏

9.1 引言

学习目标
- 定位并确认脾脏。
- 完整显示脾脏。

脾脏位于肋弓下的腹膜后区域。

9.2 脾脏定位

▶扫查障碍
- 胃
- 肋骨
- 肺
- 结肠脾曲

▶透声窗
- 见图 9.1 和 9.2

▶优化扫查条件
- 右侧卧位
- 患者将手高举过头
- 呼气后屏气(!)
- 站立位

▶参照物
- 左肾(图.9.3)

▶方法
- 将探头置于腋中线和腋后线之间纵切面
- 使声束平行于肋骨
- 从后向前扫查(图 9.4)

▶难点
- 呼气太深:脾位于肋弓下过远
- 吸气太深:因肺内气体影响,脾显示欠佳

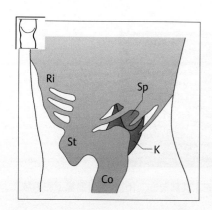

图 9.1 脾脏定位。胃(St)、结肠脾曲(Co)和肋骨(Ri)均不利于脾扫查。Sp=脾,K=肾。

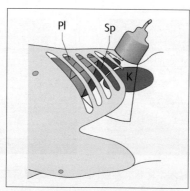

图 9.2 显示脾脏。将探头平行于肋骨方向置于肋间隙,探头方向朝向头侧。可隐约显示脾三角。Sp=脾,K=肾,Pl=胸膜。

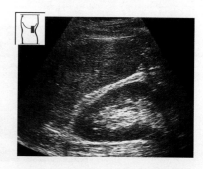

图 9.3 定位脾时,左肾是参照物。

9.3 完整显示脾脏

注意：本书中主要采用一系列纵切面和横切面来获得超声解剖图像。由于肋骨影响脾脏的标准纵切面显示，因此在显示脾脏时使用的方法与上述方法有所不同。本节涉及纵切面时，指的是近似于纵切面(图 9.4a)。

纵切面显示脾脏

纵切面显示脾脏,摆动探头,尽量显示最佳图像。向后方倾斜探头,并观察到脾切面逐渐变小(图 9.4b)和脾门血管逐渐显示(图 9.4c)的过程。再次往前方倾斜连续扫查,可见脾逐渐变小(图 9.4d),直至消失。

横切面显示脾脏

在纵切面显示脾脏,旋转探头显示脾脏横切面(图 9.5a)。探头向上方倾斜,自上而下在横切面显示脾全貌(图 9.5b~d)。

9.4 器官详述

学习目标
- 评估脾脏形状。
- 测量脾脏大小。
- 评估脾脏回声。

脾脏形状

脾脏在形状上类似球形,上方、后方与侧面凸向膈肌。因与肾脏(中部后方)、胃(中部前方)和结肠(下方)毗邻而有压迹(图 9.6)。脾门血管位于胃与左肾之间(见图 9.26a)。脾脏形状个体差异大,可表现为狭长或饱满,偶尔可出现明显的切迹(图 9.7)。

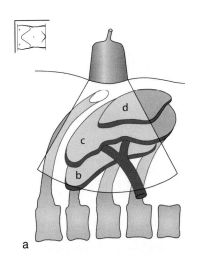

图 9.4 左季肋部纵切面扫查脾脏。(a)经脾扫查有 3 个长轴标准切面:脾门后方、脾门水平和脾门前方。(b)经相对偏后的位置扫查脾脏(Sp)。(c)经脾门扫查脾脏。(d)从较前方的位置扫查脾脏。

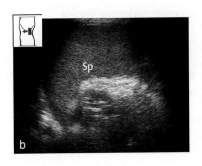
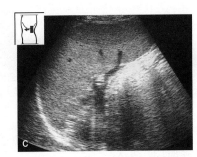
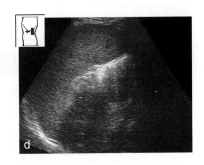

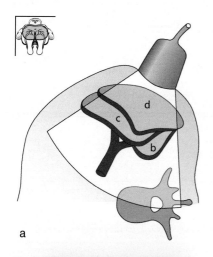

图 9.5 左季肋部横切面显示脾脏。(a)经脾扫查有 3 个标准横切面:脾门上方、脾门水平和脾门下方。(b)在相对较高水平扫查脾(Sp)。(c)经脾门区域扫查脾脏。(d)在较低水平扫查脾脏。

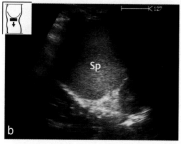

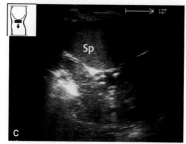

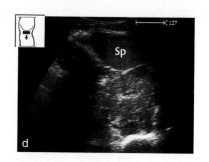

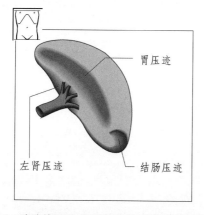

图 9.6 脾脏前面观。脾表面有胃、结肠和左肾压迹。

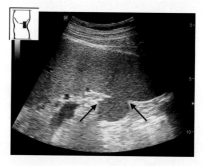

图 9.7 脾的切迹(↑ ↑)。

测量脾脏大小

重点

● 正常脾脏长度为 11~12cm,厚度为 4cm。

常规检查时,二维平面上足以测量脾的大小。如前所述,从季肋部纵向扫查脾脏,摆动探头,直至显示脾门。在该平面测量脾脏长径和从包膜垂直到脾门的短径(图 9.8)。

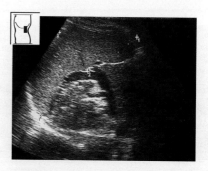

图 9.8 从左季肋部纵切扫查并测量脾脏,正常大小为 11~12cm×4cm。

脾肿大

多种疾病均可表现为脾大,且易被超声检查所发现(图 9.9 和图 9.10)。最常见原因包括门脉高压、出血性疾病、感染性疾病、淀粉样变性、右心衰竭和脾静脉栓塞。

副脾

副脾在超声检查时较常见。大多数位置靠近脾门(图 9.11),少数可见于脾下极周围(图 9.12)。一般呈圆形,且回声与脾相似。

回声类型

正常脾脏质地均匀, 内部回声较肝实质稍弱。脾门处可清晰辨别血管。

脾弥漫性病变

淋巴瘤可致脾脏回声出现弥漫性、细小结节状或大结节状的不均质改变(图 9.13 至图 9.15)。对于门脉高压的患者,常出现脾脏回声增高。表9.1 列出了脾脏弥漫性病变时应考虑的诊断。

脾局灶性病变

脾内局灶性病变较少见。单纯依靠超声表现

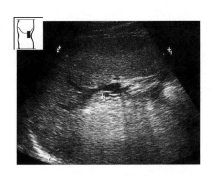

图 9.9 感染性单核细胞增多症引起的中度脾肿大。

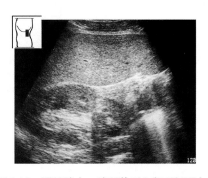

图 9.10 明显脾大。脾延伸至左肾下极下方。

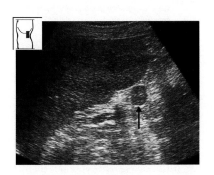

图 9.11 近脾门处的副脾(↑)。

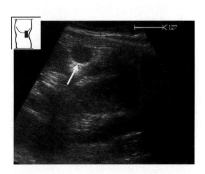

图 9.12 位于脾下极的副脾(↑)。

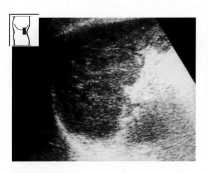

图 9.13 霍奇金病。肿瘤浸润的脾实质回声不均。

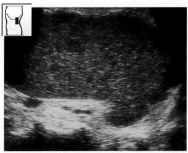

图 9.14 非霍奇金淋巴瘤浸润脾。脾内显示不均匀的粗大结节。

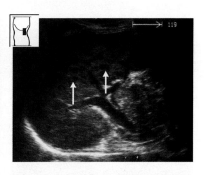

图 9.15 HIV 感染造成的非霍奇金淋巴瘤。脾内可见多发小圆形低回声浸润灶(↑↑)。

表9.1 脾弥漫性病变

鉴别诊断
感染性疾病
结缔组织病
出血性疾病
门脉高压

不易诊断。表9.2列出了脾脏局灶性病变的鉴别。

▶ **钙化** 脾内钙化表现为局限性强回声改变,且有后方声影(图9.16和图9.17)。它们可能发生于感染后遗症(结核)、血肿、转移或血管瘤。

▶ **实质性肿块** 实质性且不伴声影的脾内病灶可能是血管瘤(图9.18)或转移性肿瘤(图9.19)。

▶ **低回声病灶** 脾内均质或不均质的低回声病灶常见于转移瘤或淋巴瘤浸润(图9.20),也可见于脾梗死和外伤,偶尔可见于血管瘤(图9.21)。

▶ **无回声病灶** 通常囊肿较易多见,表现为圆形、边界清晰的无回声结构(图9.22)。而脓肿和血肿表现为不规则、不均质的包含无回声区的病灶(图9.23和图9.24)。

表9.2 脾局灶性病变

鉴别诊断
钙化
血管瘤
转移
淋巴瘤
梗死
囊肿
脓肿
梗死/血肿

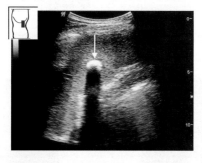

图9.16 脾内钙化灶。小而强回声且伴声影(↓)。

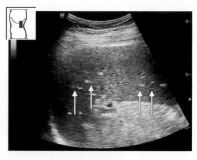

图9.17 脾内钙化灶(↑ ↑ ↑)。既往有结核病史的患者脾内可见多发线状的钙化。

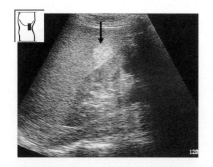

图9.18 脾血管瘤(↓)。

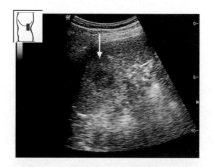

图9.19 胰腺癌脾转移性肿瘤(↓)。

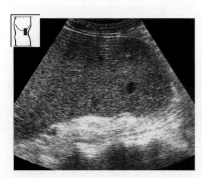

图9.20 慢性淋巴细胞性白血病表现为圆形膨胀性低回声病灶。

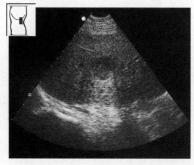

图9.21 脾血管瘤伴后方回声增强。

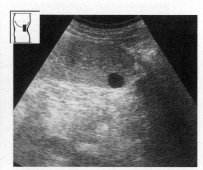

图9.22 脾囊肿。

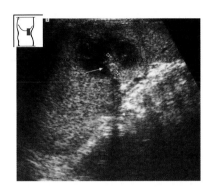

图 9.23 脾破裂表现为低回声甚至无回声的出血区域。

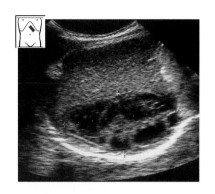

图 9.24 外伤 8 天后的脾血肿。

9.5 解剖关系

> **学习目标**
> * 显示脾与胸腔、肺、结肠脾曲、胃、肾和胰腺的位置关系。

定位脾脏时,检查者应熟知周围的含气器官 (图 9.25),这些结构通常会影响脾脏显示。左侧肋膈角覆盖脾上极的上方、侧面和后方。结肠脾曲位于脾下缘的中部内侧。左肾位于脾后下方。胰尾延伸至脾门处,更准确地说,是位于脾门前下方。因此,脾可作为扫查胰尾的透声窗。

> **重点**
> * 脾脏周围的含气器官会增加扫查难度。

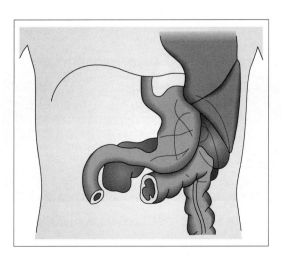

图 9.25 脾的位置关系。

脾与胰腺、肾、结肠脾曲和胃的位置关系

脾与胰腺的位置关系在前面的胰腺章节已有描述(第 7 章 7.5 小节)。其与肾脏、胃和结肠脾曲的位置关系见图 9.26。

纵切面显示脾与肾、结肠脾曲和胃的位置关系

先从左季肋部纵切扫查显示脾和左肾。扫查平面位于脾门后方相对靠后较远处 (图 9.27a)。稍向前摆动探头,可显示脾门血管。在图像右侧部分 (尾端) 寻找结肠脾曲的回声结构 (图 9.27b)。进一步扫查,在脾门血管稍偏前平面,可显示胃的回声结构(图 9.27c)。

脾与胸腔的位置关系

肋膈角延伸至脾后下方。呼气时,呈狭小间隙,但吸气时被充满气体的肺所填充(图 9.28a)。因此,在深呼气时脾较易显示。

> **提示**
> * 因为肋膈角在呼吸时位置可发生改变,呼气时脾显示较清晰。

确认脾与胸腔的位置关系

探头放置于左季肋部纵切位,在同一切面显示脾和肾(图 9.28b)。嘱患者深呼吸,观察肺的伸展, 以及其在呼吸过程中如何影响脾脏的显示 (图 9.28c)。

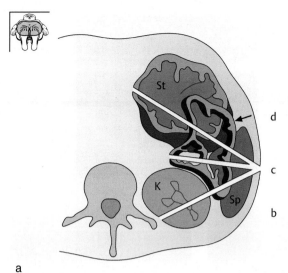

图 9.26　脾与肾、结肠脾曲、胃的位置关系。(a)经脾(Sp)下极横切面图像。注意肾(K)在其后方,胃(St)在其前方,结肠脾曲(←)在其内侧。结肠脾曲的走向变异性大。线段 b~d 显示从左季肋部扫查的长轴平面。(b)从后方扫查经过脾(Sp)、肾(K)和后方的脾门血管。(c)稍靠前扫查经过脾门,从后方显示结肠脾曲(Co)与脾(Sp)的关系。延伸断面可进一步显示结肠横断面。K=肾。(d)前方扫查可显示胃(St),它从前方压迫脾(Sp)。延伸平面可显示胃底和胃窦。

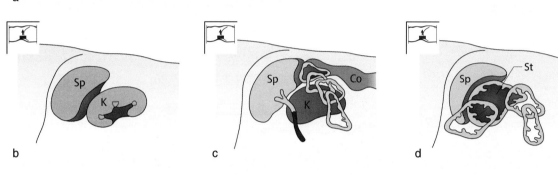

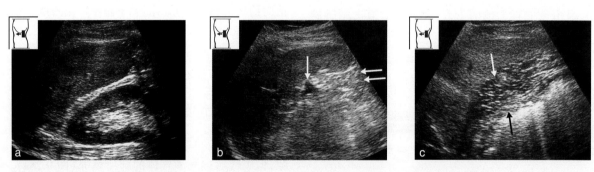

图 9.27　确定脾与肾、结肠和胃的位置关系。(a)经后方扫查显示脾和肾。(b)稍靠前平面显示脾静脉(↓)和结肠(⇐)。(c)经前方扫查显示脾和胃(↑↓)。

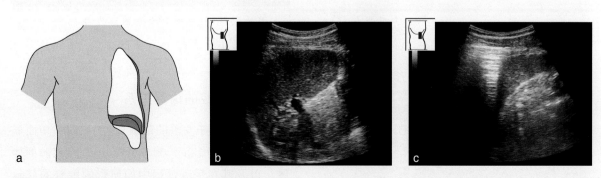

图 9.28　确定脾与胸腔的位置关系。(a)呼气时(白色)和吸气时(灰色)的胸腔。注意在呼气时,胸腔变狭长,有利于超声显示。(b)呼气时的脾。(c)吸气时,脾几乎全部被气体遮挡。

与脾有关的异常表现

▶*腹水和胸腔积液*。腹水表现为脾周环绕的无回声区(图 9.29)。有胸腔积液时,季肋部纵切面显示液体位于膈肌上方(图 9.30)。少数情况下,大片的肝左叶可延伸覆盖脾(图 9.31)。

▶*门静脉高压和脾静脉血栓*。有门静脉高压的患者常见脾门处并行的血管(图 9.32)。在脾血栓时,可见静脉管腔内的实质性回声(图 9.33)。

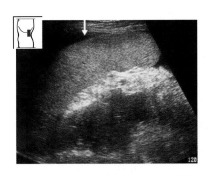

图 9.29　腹水。在脾和膈肌间可见液体(↓)。

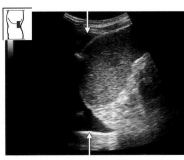

图 9.30　胸腔积液。膈肌上方的游离液体(↑↓)。

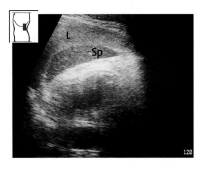

图 9.31　大的肝左叶(L)延伸至脾上极前方(Sp)。

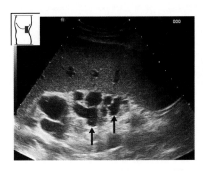

图 9.32　门静脉高压。可见脾门处扭曲走行的血管(↑↑)。

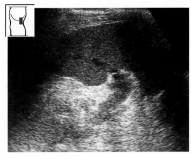

图 9.33　脾静脉血栓。脾静脉内可见实质性回声。

9

第 **10** 章

肾脏

10.1 引言

学习目标
- 定位和识别双侧肾脏。
- 全面扫查双侧肾脏。

肾脏为腹膜后脏器,分别位于脊柱两侧。肋

骨在肾脏上方呈向前向下延伸,覆盖了肾脏的上1/3。从后方及侧方观察,双侧肾脏的长轴呈锐角向脊柱汇聚(图10.1a,b),其横切短轴面与矢状面约呈45°角(图10.1c)。

肝脏、胆囊及胰腺主要采用上腹部横切面及纵切面扫查(图10.2)。

肾脏的超声检查方法比较特殊。肾脏扫查采用侧面途径,以右肾为例,其横切面的视角为观察者从横切面下方向上观察(图10.3a),而纵切

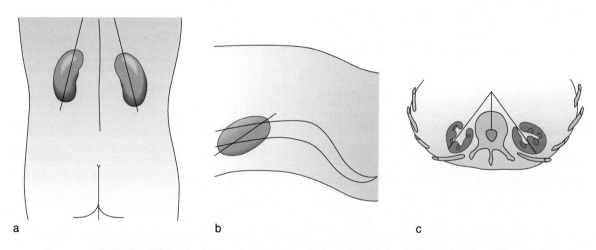

a   b   c

图10.1 双肾纵切面及横切面示意图。(a)双肾纵切面背后观。(b)双肾纵切面侧面观。(c)双肾横切面观。

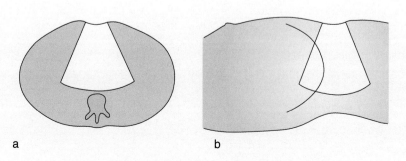

a   b

图10.2 上腹部横切面及纵切面。(a)横切面。(b)纵切面。

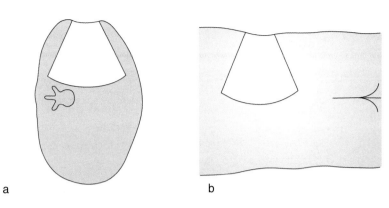

图 10.3　从右侧腰部观察肾脏。(a)横切面。(b)纵切面。

面视角则是从背侧向腹侧观察(图 10.3b)。

　　观察左侧肾脏时，横切面视角与右肾相同，自下向上(图 10.4a)，而纵切面则改为从腹侧向背侧观察(图 10.4b)。

10.2 肾脏定位

▶**扫查的障碍**
- 肋骨
- 肠道气体

▶**透声窗**
- 右肾位于脊柱、肌肉以及肝右叶所形成的夹角内，肝右叶横向延伸至右肾侧方下 1/3 处，右肾前方上半部分受到肝右叶覆盖，下半部分被结肠肝曲及十二指肠覆盖。通常右肾扫查的最佳切面是通过后外侧肋间切面并使用肝脏作为透声窗(图 10.5)。偶尔在部分瘦小、不肥胖患者中也可以通过前方肋间切面扫查得到右肾清晰声像图。

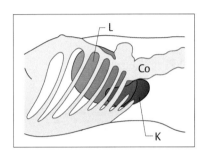

图 10.5　右肾侧方扫查，肋骨与结肠气体阻挡了视线，而肝脏提供了良好的透声窗。

- 左肾位于脊柱、肌肉以及脾脏所形成的夹角内。脾脏横向延伸至左肾侧方的 1/2 处。左肾下半部分受到降结肠及结肠脾曲的覆盖。结肠脾曲位于左肾前方并与左肾紧密相贴。左肾前方的上半部分被胃覆盖，因此，左肾扫查的最佳切面为通过后外侧肋间切面并利用脾脏作为透声窗(图 10.6)。由于气体干扰，左肾扫查通常比右肾更为困难。

10

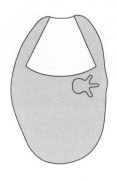

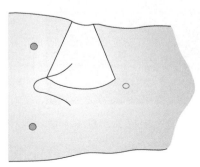

图 10.4　从左侧腰部观察肾脏。(a)横切面。(b)纵切面。

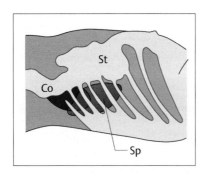

图 10.6　左肾侧方扫查。结肠(Co)、胃(St)和肋骨(Sp)阻挡了超声成像，而脾脏为左肾上极的超声显示提供了良好的透声窗。

▶ **优化扫查条件**

- 侧卧位
- 嘱患者深吸气
- 脊柱侧凸体位

- 嘱患者抬高手臂至头顶
- 利用肝脏及脾脏作为透声窗

▶ **标志物**

- 右肾：肝脏，腰大肌
- 左肾：脾脏，腰大肌

▶ **扫查方法**

- 将探头放置于右侧或左侧腰部正中进行纵切侧向扫查(图 10.7 和图 10.8)
- 探头略微向上扫查
- 探头前后移动扫查
- 在肝脏与腰大肌之间显示右肾(图 10.9)，在脾脏与腰大肌之间显示左肾(图 10.10)

▶ **扫查难点**

- 萎缩的肾脏轮廓显示不清
- 肠道气体干扰

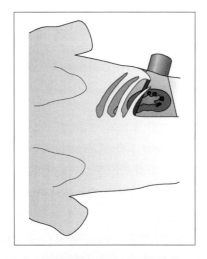

图 10.7　右肾的定位。

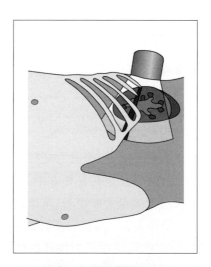

图 10.8　左肾的定位。

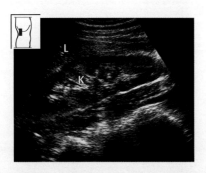

图 10.9　右肾的定位。K=肾脏，L=肝脏。

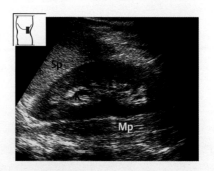

图 10.10　左肾的定位。K=肾脏，Sp=脾脏，Mp=腰大肌。

10.3 完整显示肾脏

右肾右腰部纵切面侧向扫查

在腋中线附近显示右肾纵切面后,缓慢移动探头,从右肾后缘至前缘,并重复扫查数次(图 10.11 和图 10.12)。随着探头移动,右肾切面先由小变大再由大变小,超声扫查应涵盖整个肾脏。为避免遗漏,应先从上极开始,扫查至下极。为避免肋骨声影产生的扫查盲区,可进行多切面多路径扫查。

右肾右腰部横切面侧向扫查

探头旋转 90°,观察右肾横切面(图 10.13)。注意图像的左侧是右肾后方,而右侧是右肾前方。将探头置于肋弓或较下方肋间隙,从下往上观察整个右肾,并重复数次(图 10.14)。确保在扫查时将右肾显示完整。由于肾脏的长轴偏向脊柱,因此右肾的下极比较靠近探头(位于声像图上端),而右肾的上极则离探头较远(位于声像图下端)。

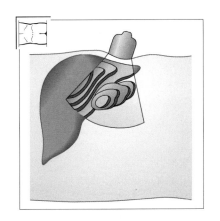

图 10.11　腰部纵切面侧向扫查:从右肾前方扫查至右肾后方。

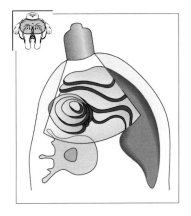

图 10.13　腰部横切面侧向扫查:从右肾下极扫查至右肾上极。

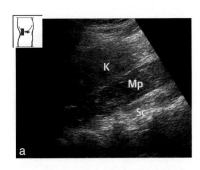
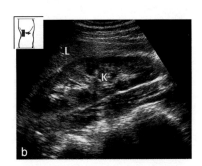
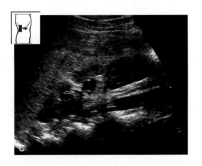

图 10.12　右肾右腰部纵切面侧向扫查。(a)偏后方的纵切面显示右肾后缘。(b)将探头稍向前移动,可见右肾清晰声像图。(c)探头再向前移动,肾脏切面再次缩小。

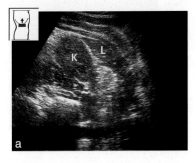
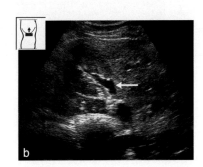
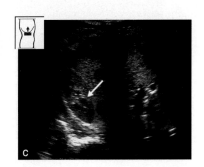

图 10.14　右肾右腰部横切面侧向扫查。(a)右肾下极切面。(b)在肾门水平的横切面显示了右肾的最大横径。(c)右肾上极切面。

10

左肾左腰部纵切面侧向扫查

图 10.15 及图 10.16 展示了左肾左腰部纵切面扫查的过程,重复多次从左肾后方至前方扫查以完整显示左肾纵切面声像图。

左肾左腰部横切面侧向扫查

左肾横切面扫查方式类似于右肾横切面扫查(图 10.17 和图 10.18)。但注意与右肾横切面显示不同的是,屏幕中图像的左侧是左肾的前方。

肾脏位置异常

▶**肾发育不良及异位肾** 肾发育不良时,一侧肾脏常缺失而另一侧肾脏则代偿性增大。异位肾常位于盆腔,易受到肠道气体的遮挡。

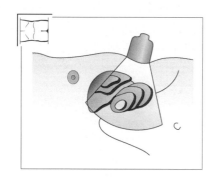

图 10.15 腰部纵切面侧向扫查:从左肾后方扫查至左肾前方。

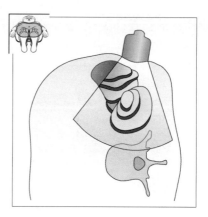

图 10.17 腰部横切面侧向扫查:从左肾下极扫查至左肾上极。

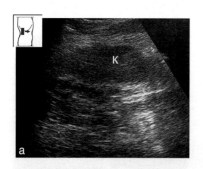
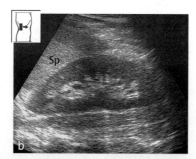
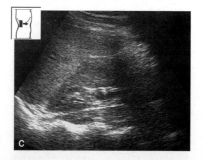

图 10.16 左肾左腰部纵切面侧向扫查。(a)偏后方扫查显示左肾后方。(b)探头稍向前移动,显示左肾长轴最大切面。(c)探头再向前移动,显示左肾前方的切面。

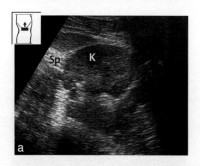
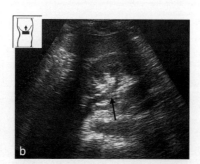
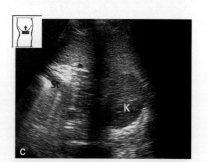

图 10.18 左肾左腰部横切面侧向扫查。(a)左肾下极切面。(b)左肾肾门处切面。(c)左肾上极切面。

10.4 器官详述

学习目标
- 评价肾脏形态及大小。
- 观察肾实质。
- 观察肾窦。

重点

肾脏大小的正常值范围：
- 长度 9~11cm。
- 宽度 4~7cm。
- 厚度 3~5cm。

肾脏形态及大小

　　肾脏是具有光滑表面的类似豆形脏器，其表面可能存在微小切迹。

超声测量肾脏大小

　　测量肾脏大小包括三个径线：长度、宽度及厚度。腰部纵切侧向扫查是测量肾脏长度的最佳切面（图 10.19），而腰部横切侧向扫查扫查时可测量肾脏的宽度及厚度（图 10.20）。但通常为了方便测量，长度和宽度都在纵切面上进行测量。

肾脏形态与大小的改变

　　▶ **肾脏形态的改变**　肾脏表面的微小切迹并不少见，尤其在年长患者中（图 10.21）。肾盂肾炎同样可以引起肾脏表面切迹加深。左肾实质在近脾下极处常形成隆起，形成"驼峰征"（图 10.22）。双肾盂畸形也比较常见（图 10.23）。

　　马蹄肾为双侧肾脏下极经过峡部相互融合。从腹侧观察形成了"马蹄样"形态。峡部位于主动脉前方，可表现为主动脉周边肿块样回声（图 3.50 和图 10.24）。肾上腺肿瘤也可形成类似肾脏轮廓外凸的表现（图 10.25 和图 10.26）。此外局部肾柱肥大也经常被误诊为肾脏肿瘤（图 10.27）。表 10.1 总结肾上腺肿瘤的超声特征。

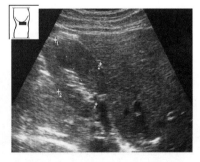

图 10.19　肾脏纵切侧向扫查测量肾脏长度。

图 10.20　肾脏横切侧向扫查测量肾脏宽度及厚度。

10

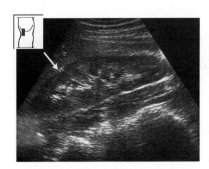

图 10.21　正常表现。在上部及中部肾表面可见一高回声微小切迹（↓）。

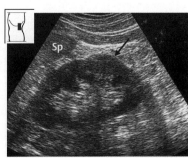

图 10.22　驼峰征。在脾脏边缘处左肾实质向外稍突出，回声与周围肾实质类似。

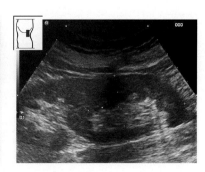

图 10.23　左肾双肾盂畸形。

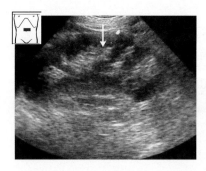

图 10.24 马蹄肾。双肾通过主动脉前方的峡部相连(↓)。

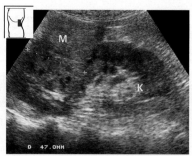

图 10.25 肾上腺肿瘤。肿瘤表现为位于右肾上极的等回声不均质肿块。M=肿瘤,K=肾脏。

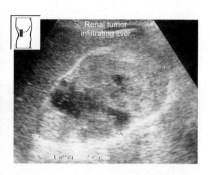

图 10.26 肾上腺肿瘤。肿瘤表现为肾脏内巨大不均质肿块。

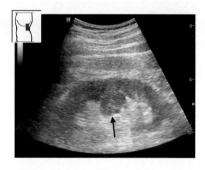

图 10.27 局部肾柱肥大。在纵切面类似肾肿瘤,并凸向肾窦,但此为肾实质小叶(↑)。

表 10.1 肾上腺肿瘤

超声特征
高回声或低回声
内部回声不均质
肾脏表面轮廓外凸
呈扇形

▶**肾体积缩小** 肾脏体积缩小或萎缩的常见病因包括肾脏慢性疾病,如肾小球肾炎、肾盂肾炎或肾动脉狭窄等(图 10.28 和图 10.29)。随着年龄的增大,肾脏体积也会逐渐缩小(图 10.30)。先天性的肾脏体积缩小比较少见,此时对侧的肾脏体积常代偿性增大。

▶**肾体积增大** 双侧肾脏体积增大可见于急性肾炎(图 10.31)和急性肾损伤,同时也见于慢性肾脏疾病,如糖尿病肾病。

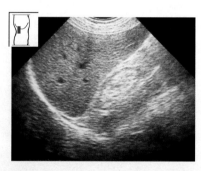

图 10.28 肾脏萎缩。超声显示肾脏体积明显缩小,肾皮髓质回声分界不清。

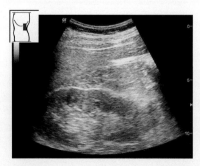

图 10.29 长期胰岛素依赖糖尿病患者肾脏体积缩小。注意肾实质变薄,皮髓质回声分界不清。

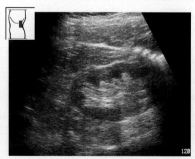

图 10.30 老年性肾脏缩小。90 岁老年女性的肾脏实质变薄,皮髓质回声分界不清。

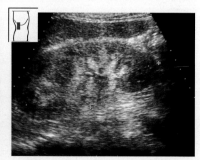

图 10.31 急性肾小球肾炎使肾脏体积轻度增大。

肾实质与肾窦

冠状面扫查可辨认出肾实质与肾窦不同的回声(图 10.32a)。肾实质包括肾皮质与肾髓质,肾髓质是由 8~20 个肾髓质锥体组成(图 10.32b)。肾皮质厚度通常为 5~7mm,分布在肾实质的外层,肾锥体之间肾皮质的指状突起称为肾柱(图 10.32c)。肾窦包括肾盂与肾盏,扁平状囊状的肾盏通向肾盂(图 10.32d)。肾盂周边包绕着脂肪、结缔组织及血管(图 10.32e,f)。

肾脏超声解剖

在腰部纵切面扫查,经过肾脏中央的纵切面侧向扫查是观察肾脏结构超声解剖最清楚的切面(图 10.32)

肾实质

肾实质回声一般低于肝脏及脾脏,表现为低回声。同时,在肾实质内还可区分更低回声的肾锥体。

肾实质厚度

肾实质的厚度个体差异较大,正常情况下为 1.3~2.5cm(图 10.33)。随着年龄的增长,肾实质的厚度逐渐变薄,而肾窦则随着其内脂肪组织的堆积而逐渐增大。肾前方及后方肾实质厚度的总和与肾内肾窦高回声的宽度有关,因此目前也采用肾前后实质厚度总和与肾窦宽度的比值进行肾实质厚度的评价。在正常年轻成年人中,正常比值为 1.6:1,而在老年人中该比值则应为 1:1。

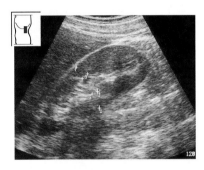

图 10.33　肾实质厚度的计算应为肾前方实质厚度与肾后方实质厚度的总和。

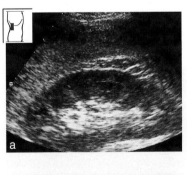
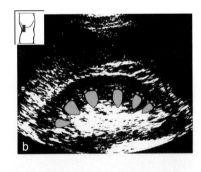
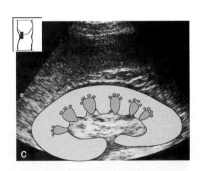
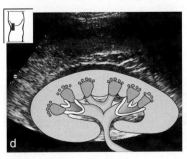
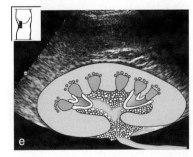
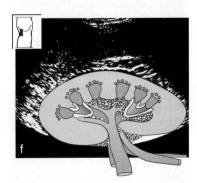

图 10.32　肾脏解剖结构声像图。(a)肾脏长轴切面,可观察到高回声的肾窦(通常定义为肾盂),肾窦周边包绕的是低回声的肾实质。(b)仔细扫查可观察到类圆形的三角状高回声肾锥体,肾锥体的顶端稍向肾盂内突出。(c)肾实质的外层为肾皮质,肾锥体间肾皮质的突起为肾柱。(d)高回声的肾窦包含了多种结构,最主要的为肾盂,通常不扩张,当其内充满尿液时会扩张形成无回声区。(e)肾盂周边包绕着脂肪组织。(f)肾动脉及静脉从肾门处进出肾脏,肾盂、脂肪组织及血管形成了肾窦的高回声。

重点

- 肾实质回声低于肝脏及脾脏回声。
- 正常肾实质厚度为 1.3~2.5cm。
- 年轻人中肾实质–肾盂厚度比应为 1.6:1,而在老年人中该比值应为 1:1。

肾实质异常

肾实质内常可见局灶性病变(表 10.2)。

肾脏局灶性病变

▶**肾囊肿** 肾囊肿是上腹部超声检查时最常见的疾病之一,可通过超声确诊。其声像图表现为无回声,壁薄光滑,后方回声增强(表 10.3)。肾囊肿可单发,也可多发,可单侧发病,也可双侧发病。根据囊肿部分,可分为肾周囊肿(图 10.34)、皮质内囊肿(图 10.35)及肾盂旁囊肿(图 10.36)。

低回声肾锥体(图 10.37)有时可能会被误诊为肾盂旁囊肿。在极少数情况下,如果囊肿向表面突出,仅在边缘贴近肾脏,尤其是在靠近肾上腺区时,则该囊肿的起源就会难以确定(图 10.38 和图 10.39)。

▶**肾脓肿** 肾脓肿常表现为形态不规则的无回声区,其内偶见高回声,因此与边界清晰

表 10.2 肾实质病灶

局灶性病变	
高回声	低回声
血管平滑肌脂肪瘤	陈旧性出血
瘢痕钙化	囊内出血
等回声	肾上腺瘤
肾上腺样瘤	脓肿
新鲜肾内出血	无回声
	囊肿

表 10.3 肾囊肿

声像图特征
无回声
圆形或卵圆形
边界光滑
后方回声增强

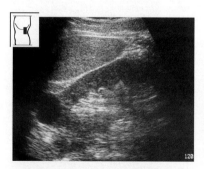

图 10.34 肾上极的肾周囊肿。

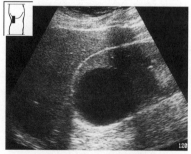

图 10.35 肾皮质内囊肿。

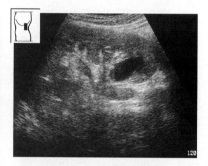

图 10.36 肾盂旁囊肿。

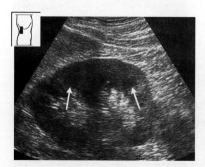

图 10.37 正常情况下肾锥体表现为低回声,边界清晰。

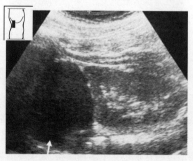

图 10.38 肾上腺囊肿(↑)。肾脏上极受到肾上腺囊肿的推移。

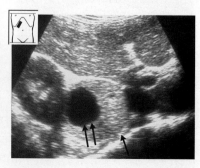

图 10.39 嗜铬细胞瘤。紧邻右肾的嗜铬细胞瘤(↑)内存在囊变(↑↑)。

的无回声的肾囊肿较易区分(图 10.40 和图 10.41)。

▶**包膜下血肿** 表现为肾包膜与肾实质之间的无回声区,通常需要与肾囊肿鉴别(图 10.42)。

▶**多囊肾** 多囊肾为遗传性疾病,肾实质被大小不等的囊肿所替代(图 10.43 至图 10.45)。

▶**瘢痕** 相比肾囊肿,肾实质内等回声及高回声病变相对较少。多数肾瘢痕是肾盂肾炎或血管性疾病所致(图 10.46)

▶**血管平滑肌脂肪瘤** 血管平滑肌脂肪瘤累及肾脏并不少见,超声声像图常表现为圆形、边界清晰的高回声肿块(图 10.47 和图 10.48)。

▶**出血及钙化** 肾囊肿内可出现出血(图 10.49 和图 10.50)及炎症改变,最终形成钙化。肾内钙化也可由肾脓肿或肾血肿所致。肾内钙质沉积征表现为肾锥体内出现钙化后方伴声影。

▶**肾上腺样瘤** 相较肾实质,肾上腺瘤常表现为高回声或等回声(图 10.51),少部分会呈现为低回声。极少数肾上腺瘤仅表现为肾脏轮廓外凸。

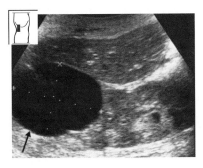

图 10.40 较大的肾囊肿(↑)。

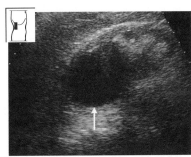

图 10.41 肾脓肿(↑)。

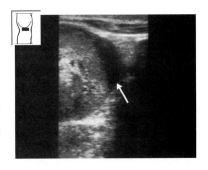

图 10.42 肾包膜下血肿(↑)。肾包膜与肾实质之间可见月牙形的无回声。

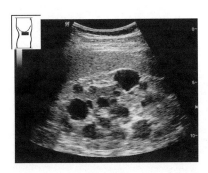

图 10.43 多囊肾。

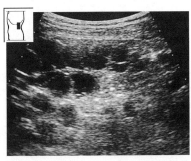

图 10.44 多囊肾。

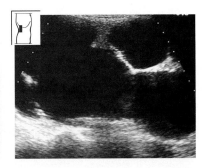

图 10.45 多囊肾。

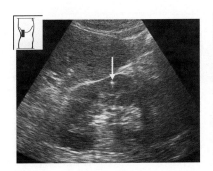

图 10.46 肾实质瘢痕(↓)。表现为肾实质内小钙化结构。

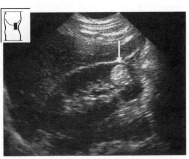

图 10.47 肾血管平滑肌脂肪瘤 (↓)。表现为肾下极实质内相对较大的高回声肿块。

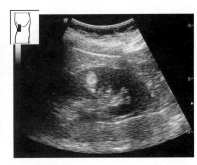

图 10.48 肾血管平滑肌脂肪瘤。

10

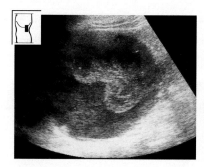

图 10.49   肾囊肿伴出血。

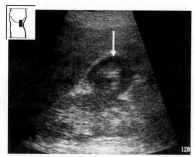

图 10.50   出血性外生性肾囊肿(↓)。

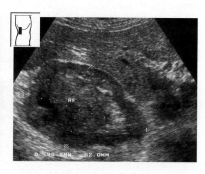

图 10.51   肾上腺瘤。肾脏上极高回声及等回声混杂肿块。

肾脏弥漫性病变

表 10.4 总结了引起肾实质回声增高的疾病。

▶**肾小球性肾炎**   急性肾小球性肾炎会导致肾脏体积增大以及肾实质厚度增宽(图 10.52)。肾实质回声增高,肾锥体回声减低。图 10.53 显示肾实质回声显著增高,急性肾功能衰竭。

慢性肾小球性肾炎会导致肾脏体积缩小,肾实质回声均匀增高。皮髓质回声分界不清,导致肾锥体无法辨别(图 10.54)。表 10.5 总结了慢性肾小球肾炎的超声声像图特征。止痛药物导致的肾病会造成肾脏整体结构的紊乱与模糊(图 10.55)。

肾窦

超声声像图上肾窦表现为肾脏中央高回声不均质的区域,由内含少量液体的肾盂与血管及脂肪组织构成。图 10.56 显示了正常的肾窦声像图表现。

表 10.4   肾实质回声增高
肾脏弥漫性病变
肾小球性肾炎
糖尿病肾病
苯丙胺诱导的肾病
淀粉样变性

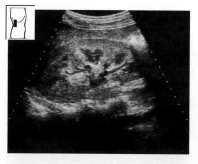

图 10.52   急性肾小球性肾炎。肾脏体积增大,肾实质回声增高,肾锥体回声减低。

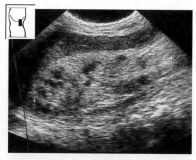

图 10.53   急性肾衰竭,肾实质回声显著增高。

表 10.5   慢性肾小球性肾炎
超声声像图特征
肾实质变薄
肾实质回声增高
肾锥体显示不清
皮髓质回声分界不清

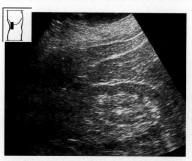

图 10.54   慢性肾小球性肾炎。肾实质回声弥漫性均匀增高。肾锥体无法辨别,皮髓质回声分界不清。

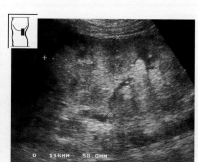

图 10.55   止痛药物导致的肾病,以肾脏整体结构紊乱为特征。

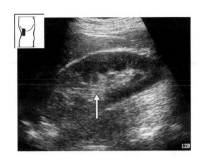

图 10.56 肾窦正常声像图表现。可见肾中央明显不均匀的高回声区域(↑)。

肾窦回声异常

▶ **肾实质分隔** 重复肾是源于两个胚胎肾芽的融合,其可有两套集合系统及两条输尿管,常见为条索状肾实质回声分隔两个肾窦(图 10.57)。

▶ **肾盂扩张** 正常情况下超声显示肾盂内无积液或仅见薄层树枝状液体分布。图 10.58 显示了正常肾盂超声声像图。输尿管起始端清晰可见(图 10.59),但输尿管行径无法显示。肾盂的一种较常见的变异为"肾外肾盂",即肾盂扩张积水,但肾盏及输尿管正常(图 10.60)。

▶ **肾积水** 壶腹样的肾外肾盂需要与尿路系统梗阻导致的肾盂扩张积水相鉴别,根据声像图上肾盂肾盏扩张程度,肾积水程度共分为四级。

- 1 级:肾盂扩张,但肾盏不扩张,肾实质厚度正常(图 10.61 和图 10.62)。
- 2 级:肾盂肾盏均扩张,肾实质厚度变薄(图 10.63)。
- 3 级:肾盂肾盏积水扩张,肾实质菲薄呈花瓣样结构(图 10.64)。
- 4 级:肾实质回声已无法辨识(图 10.65)。

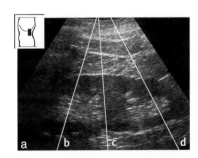

图 10.57 重复肾。(a)纵切面显示肾窦内可见条索状肾实质回声分隔上方肾盂与下方肾盂。3 个线条分别代表图 b~d 的扫查平面。(b)上方肾盂(←)横切面。(c)肾中部横切面显示条索状肾实质分隔回声。(d)下方肾盂(←)横切面。

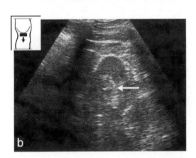

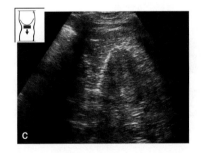

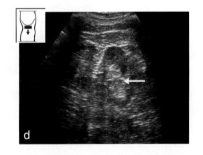

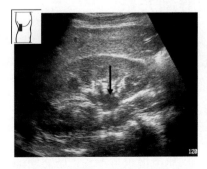

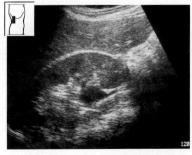

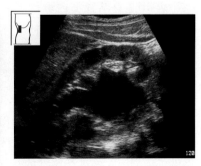

图 10.58 正常肾盂声像图表现。其内可见少量液体(↓)。

图 10.59 图像显示输尿管起始部,此为正常表现。

图 10.60 先天性肾盂扩张,尿路无梗阻。

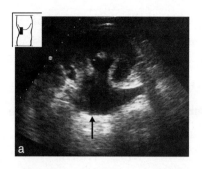 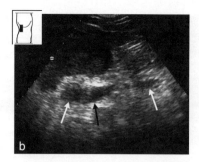 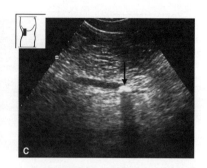

图 10.61　1 级肾积水。(a)肾盂内积水(↑),肾盏未扩张。(b)可见输尿管扩张(↑)。(c)输尿管内可见结石回声(↓)。

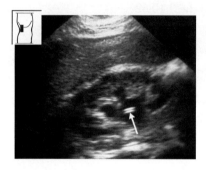 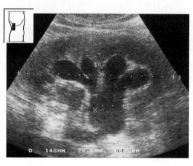 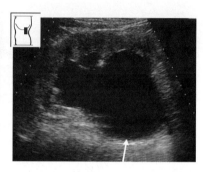

图 10.62　1 级肾积水,肾盂内可见留置猪尾管(↑)。

图 10.63　2 级肾积水,可见肾盏扩张。

图 10.64　3 级肾积水,肾盂及肾盏呈囊状扩张(↑),肾实质明显变薄。

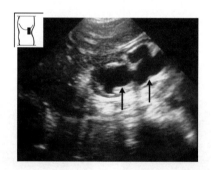

图 10.65　4 级肾积水,几乎无正常肾实质回声(↑)。

表 10.6　肾积水
原因
输尿管阻塞
结石
血块
肿瘤
输尿管受压
腹膜后纤维化
盆腔肿块

肾积水的可能原因见表 10.6。

表 10.7 总结肾窦内囊性无回声结构的鉴别诊断。肾盂旁多发囊肿有时与肾积水难以鉴别(图 10.66)。

▶肾结石　肾结石声像图常表现为轮廓清晰的强回声团块,后方伴声影（图 10.67 和图 10.68）。在同样是高回声的肾窦内有时很难发现小的肾结石,而声影的出现就为诊断这部分结石提供了依据。需要进行鉴别的是肾锥体内钙质沉积引起的钙化灶(图 10.69)。

10.5 右肾的解剖关系

学习目标

● 了解右侧肾脏与肝脏、肌肉、结肠及胆囊的毗邻关系。

右肾位于肝脏、肌肉组织与十二指肠之间的夹角内,不要与图 10.70 所示混淆。后面的图示会

表 10.7　肾窦内无回声结构

鉴别诊断
肾盂旁囊肿
壶腹样扩张集合系统
输出道梗阻导致的肾积水
压迫梗阻
妊娠
使用利尿剂

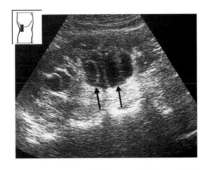

图 10.66　肾盂旁囊肿。多发肾盂旁囊肿(↑)由于可造成局部积水,有时难以与肾积水鉴别。

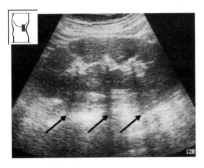

图 10.67　肾结石,表现为强回声,后方伴声影(↑↑↑)。

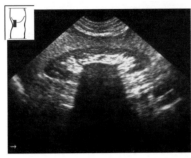

图 10.68　肾盂内鹿角状结石,后方伴大片声影。

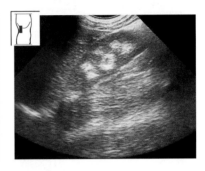

图 10.69　肾锥体钙质沉积征,强回声后方无明显声影。

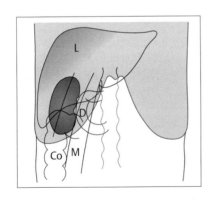

图 10.70　右肾与周边脏器结构的关系。L=肝脏,M=肌肉组织,Co=结肠,D=十二指肠。

清晰显示其毗邻关系。

从腹侧观察(图 10.71a),右肾几乎完全被前方其他脏器遮盖。图 10.71b 显示了将肝脏及胆囊移除后的图像,图 10.71c 显示了移除结肠肝曲及十二指肠后的图像。

图 10.72 显示了横切面上右肾与周边组织器官的毗邻关系。

右肾与肝脏之间的关系

与观察胆囊类似,可以通过肝脏作为透声窗观察右肾。

重点

● 肝脏可为右肾的观察提供良好的透声窗。

纵切面侧向扫查显示右肾与肝脏之间的关系

将探头置于右腰部,利用肝脏作为透声窗进行右肾纵切面侧向扫查。图 10.73 显示了纵切面上右肾与周围组织器官的毗邻关系。图 10.74 显示了将右肾移除后其周围组织器官结构。

此时前后移动探头,可观察各组织器官的关系(图 10.75)。

在腹膜后有较多脂肪组织的患者中更容易区分肝肾边缘(图 10.76)。此外在肝肾间隙有腹腔积液存在,肝肾边缘也较易区分(图 10.77)。

10

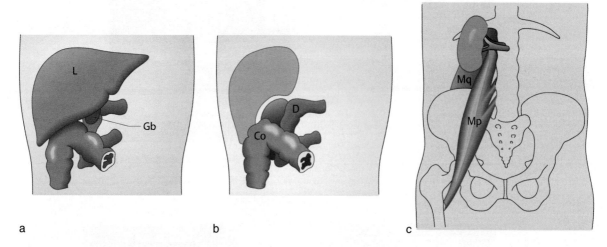

图 10.71 纵切面显示右肾及其周边毗邻的组织脏器。**(a)**注意肝脏(L)遮挡了右肾的上方、外侧缘及前缘。在肝脏下缘处可见胆囊(Gb),从前方观察右肾几乎被完全遮挡。**(b)**结肠肝曲(Co)从前方遮挡了右肾的下极,十二指肠(D)遮挡了右肾的前方内侧部分。**(c)**腰大肌(Mp)位于右肾内侧,腰方肌(Mq)从后方紧贴右肾。

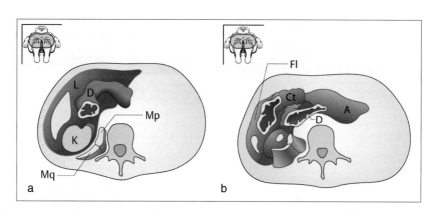

图 10.72 横切面显示右肾与周边组织之间的关系。**(a)**该切面位于右肾中部。注意肝脏(L)位于右肾(K)前方及外侧,腰方肌(Mq)紧贴右肾后缘,腰大肌(Mp)紧贴其内侧缘,十二指肠(D)位于右肾前方。**(b)**右肾下极横切面。注意尽管结肠肝曲(Fl)的位置和形态各异,但其均位于右肾正前方。十二指肠(D)位于右肾下极的前方,该处与右肾相邻的肝脏非常少。Ct=横结肠,A=窦。

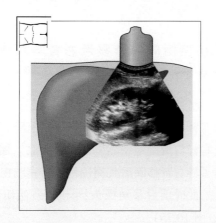

图 10.73 此切面显示右肾纵切面从后向前观。肝脏边缘贴近探头,因此其位于声像图最上端。肝脏浅表部分位于声像图左侧,肝右叶下角部分位于声像图右侧,右肾位于肝脏后方深部。

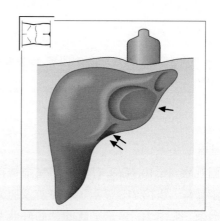

图 10.74 将右肾移除后,可以观察到右肾对肝脏面造成的压迹(←)。另一个小的压迹是由结肠肝曲造成的(←←)。

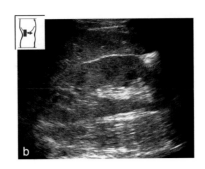
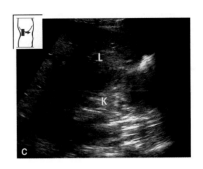

图 10.75　纵切面侧向扫查显示右肾与肝脏的关系。(a)此切面为右肾偏后方切面,仅显示右肾(K)和肝脏(L)一小部分。(b)此切面位于右肾中央部分。(c)此切面为右肾偏前方切面,此切面可显示较多肝脏(L)组织和少量肾脏(K)组织。

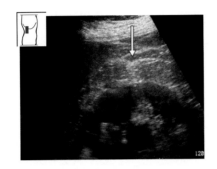

图 10.76　肥胖患者中有较多肾周脂肪(↓)。

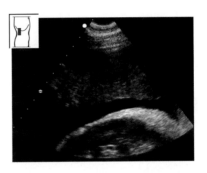

图 10.77　肝肾间隙存在腹腔积液。

横切面侧向扫查显示右肾与肝脏之间的关系

在纵切面侧向扫查寻找到肾脏后,将探头旋转 90°以显示右肾横切面,上下移动以同时显示肾脏组织及部分肝脏组织。注意观察该切面右肾与周围组织的毗邻关系(图 10.78)及移除右肾后其周围组织器官结构(图 10.79)。

此时上下移动探头,观察肝肾切面(图 10.80),可见右肾横切面与周围组织器官毗邻关系的图像。

右肾与周边腰大肌及腰方肌之间的关系

自从在学校学习解剖课程之后,我们就很少

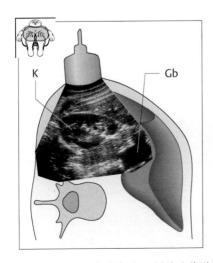

图 10.78　右肾横切面侧向扫查。肝脏边缘贴近探头,后方肝脏组织位于声像图左侧,前方肝脏组织位于声像图右侧。右肾(K)位于肝脏后方。Gb=胆囊。

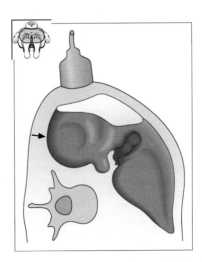

图 10.79　移除右肾后,可见肝脏后下方脏面由右肾所形成的压迹(←)。

10

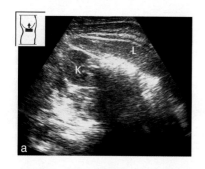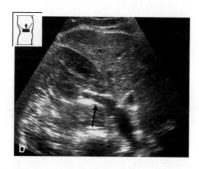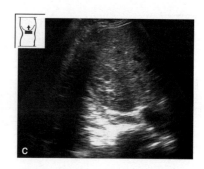

图 10.80 右肾右腰部横切面侧向扫查声像图。(a)右肾下极横切面显示肝脏(L)及肾脏(K)。(b)肾门处(↑)横切面扫查。(c)右肾上极横切面扫查。

有机会接触这些肌肉,因此关于这些肌肉的知识需要进行重温和更新。腰大肌起自 T12 至 L4,向前下越过回肠,止于股骨大转子。腰方肌是类似矩形的肌肉,起自第 12 肋,止于髂后嵴。这两组肌肉共同组成了后方腹壁(图 10.81)。

纵切面侧向扫查显示右肾与腰大肌及腰方肌之间的关系

由于腰方肌贴着冠状面走行,因此通常无法准确识别。而腰大肌则较容易显示,在腰部进行纵切面扫查,寻找一个可以同时显示肾脏及脊柱的切面即可找到腰大肌(图 10.82 和图 10.83)。

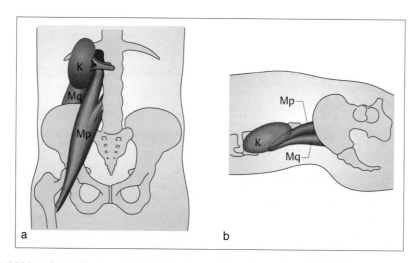

图 10.81 腰大肌及腰方肌走行和位置。(a)腰大肌(Mp)位于肾脏(K)中部,而腰方肌(Mq)则位于肾脏后方。(b)侧方观察腰大肌、腰方肌与肾脏的毗邻关系。K=肾脏,Mp=腰大肌,Mq=腰方肌。

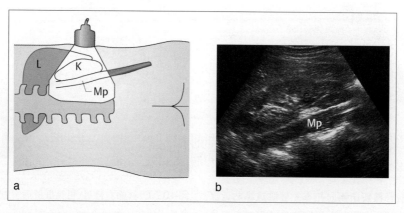

图 10.82 纵切面显示位于肾脏与脊柱之间的腰大肌。(a)示意图。L=肝脏,K=肾脏,Mp=腰大肌。(b)可见腰大肌(Mp)呈楔形结构位于肾脏和肾脏和脊柱之间。

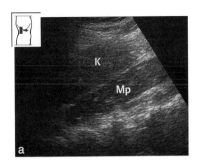
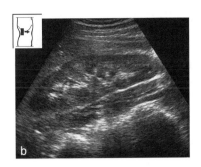
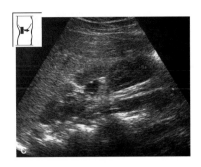

图 10.83 纵切面显示肾脏与腰大肌和腰方肌之间的位置关系。(a)右肾偏后方纵切面显示肾脏(K)和腰大肌(Mp)。(b)右肾正中纵切面。(c)右肾偏前方纵切面。

横切面侧向扫查显示右肾与腰大肌及腰方肌之间的关系

腰部纵切面扫查后,将探头旋转90°得到横切面声像图(图 10.84)。上下移动探头以观察整个肾脏及其周边肌肉组织(图 10.85)。

右肾与结肠的关系

重点

● 由于肠道气体的干扰,右肾通常无法从腹侧进行观察。

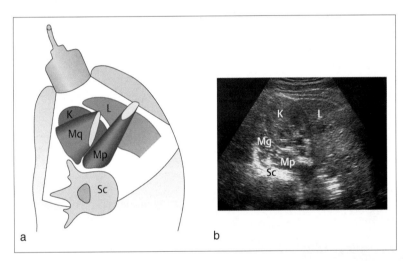

图 10.84 横切面显示位于肾脏与脊柱之间的腰大肌。(a)该示意图显示腰大肌(Mp)位于脊柱(Sc)与肾脏之间。Mq=腰方肌,L=肝脏。(b)肾脏后方结构显示于声像图左侧,腰方肌(Mq)可在此区域内寻找。L=肝脏,K=肾脏,Mp=腰大肌,Sc=脊柱。

10

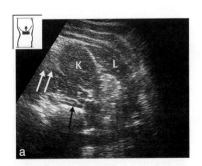
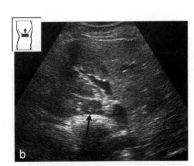
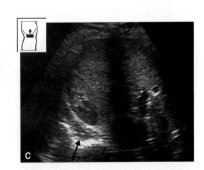

图 10.85 横切面侧向扫查显示肾脏与腰大肌及腰方肌之间的位置关系。(a)肾脏上极横切面,腰大肌(↑)及腰方肌(↑↑)均能清晰显示。K=肾脏,L=肝脏。(b)肾门处横切面图像。可见腰大肌(↑)。(c)肾脏下极横切面图像,此时腰大肌(↑)可清晰显示。

右肾通常需要从侧腰部或后腰部进行观察，由于右肾前方肠道气体的干扰，通常无法通过腹侧观察。请参考图 10.71b 以及图 10.72b 并复习结肠肝曲的解剖学关系。右肾腹侧超声扫查成像受到不同个体间结肠肝曲位置差异的影响（图 10.86）。

纵切面侧向扫查显示右肾与结肠之间的关系

将探头置于右腰部进行右肾纵切面侧向扫查，显示右肾最大纵切面（图 10.87a，b）。然后，将探头略微向前移动，可以观察到切面上肾脏逐渐

变小。同时可以观察到在肝脏下方右肾前方逐渐显示的结肠（图 10.87c，d）。

右肾与胆囊之间的关系

在前文中，通过肋间侧向扫查胆囊我们已经大致了解了右肾与胆囊之间的关系（见图 6.6）。对于初学者，这两者之间的关系相对比较难以理解。因此我们再回顾一下图 10.71。胆囊位于右肾中部的前方。图 10.88a 显示从下方观察横切面上两者之间的关系，从侧方观察两者之间的关系见图 10.88b~d。

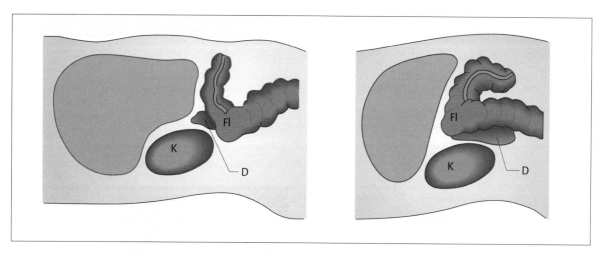

图 10.86 结肠肝曲位置的各种变异。K=肾脏，Fl=结肠肝曲，D=十二指肠。

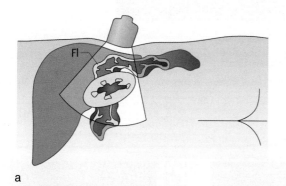

图 10.87 纵切面侧向扫查显示右肾与结肠的位置关系。(a)结肠肝曲(Fl)已添加至图示以显示其位置位于右肾前方。(b)肾脏纵切面侧向扫查图像。(c)探头稍向前移动，肾脏逐渐缩小，而右肾下极前方逐渐出现结肠回声(↓)。(d)探头继续向前移动，充满气体的结肠肝曲可在肝脏下方及右肾前方完全显示。

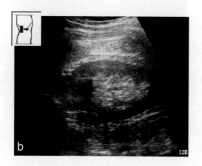
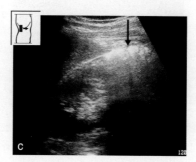
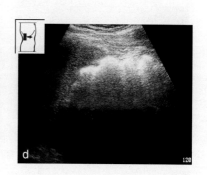

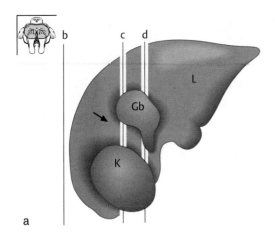

图 10.88　从下方及侧方分别观察肝脏、胆囊及右肾。(a)从下方观察肝脏(L)、胆囊(Gb)及右肾(K),注意胆囊与右肾之间被肝脏组织分隔开(→)。图中垂直线代表图 b~d 的切面。(b)从侧方观察肝脏(L)、右肾(K)及胆囊(Gb)。注意胆囊底部位于离开右肾下极较远的位置。(c)通过肝脏右叶的切面观察,显示位于右肾与胆囊之间的肝脏组织。(d)在更接近中线的切面中,胆囊与右肾更为贴近。它们之间的距离因人而异。通常两者彼此贴近。

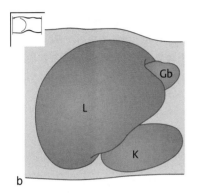

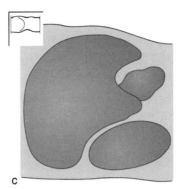

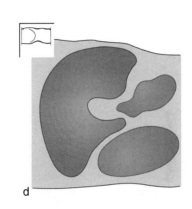

纵切面侧向扫查显示右肾与胆囊之间的关系

首先通过纵切面侧向扫查观察右肾（图 10.89a）。在 10.89b 示意图中右肾及其后方肝脏组织已被移除,此图显示了从后方观察肝脏的前缘及胆囊。

接着,通过移动探头进行几个切面的扫查（图 10.90）。

横切面侧向扫查显示右肾与胆囊之间的关系

通过横切面侧向扫查显示肝脏与右侧肾脏（图 10.91a,b）。随着探头向上移动,胆囊逐渐显示(图 10.91c,d)。

10

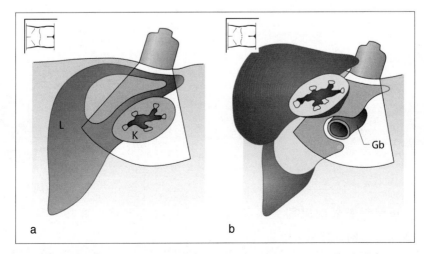

图 10.89　通过肝脏、右肾及胆囊的切面。(a)从后方观察肝脏(L)及右肾(K)。(b)从前方观察肝脏及胆囊(Gb),右肾及其后方肝脏组织已被移除。

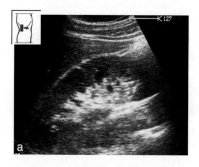
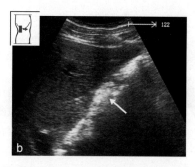
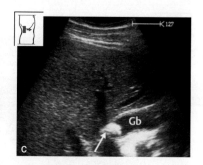

图 10.90   纵切面侧向扫查显示右肾与胆囊之间的关系。(a)右肾纵切面扫查。(b)探头向前方移动,显示肝脏及其下方的肠道气体(←)。(c)探头继续向前移动,在肝脏的下方开始出现胆囊(Gb)结构。并可见胆囊结石(↑)。

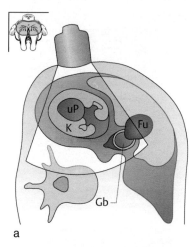

图 10.91   横切面侧向扫查显示右肾与胆囊之间的关系。(a)肾门处横切面扫查。注意此切面同时显示了位于右肾(K)前方的胆囊(Gb)。右肾上极与胆囊颈部距离较近,而右肾下极(uP)及胆囊底部(Fu)则距离较远。(b)肾门处(K)横切面声像图。(c)切面上移可显示胆囊(Gb)。(d)当横切面显示右肾上极时,可见胆囊(Gb)大部轮廓。意外发现右肾囊肿(↑)。

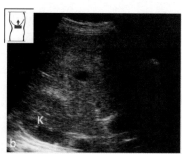
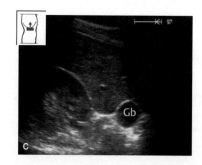
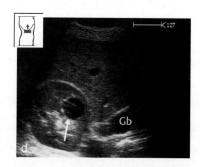

10.6 左肾的解剖关系

学习目标
● 了解左侧肾脏与脾脏、胃、结肠及胰腺之间的关系。

左侧肾脏周边组织脏器的毗邻关系见图 10.92。图 10.93 显示了从前方观察各脏器之间的关系。图 10.94 显示了从横切面观察各脏器之间的关系。

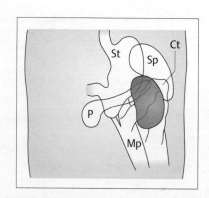

图 10.92   左肾与胃(St)、脾脏(Sp)、胰腺(P)、腰大肌(Mp)及横结肠(Ct)之间的关系。

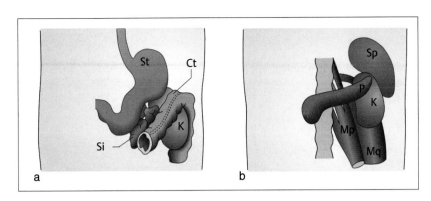

图 10.93　从前方观察左肾与周围脏器间的关系。(a)左肾(K)前方被胃(St)、小肠(Si)以及横结肠(Ct)遮挡。(b)将胃、小肠及横结肠移除后的图像。注意脾脏(Sp)位于左肾上方,腰大肌(Mp)位于左肾内侧中部,腰方肌(Mq)位于左肾后方,胰尾(P)遮挡了左肾(K)上部 1/3。

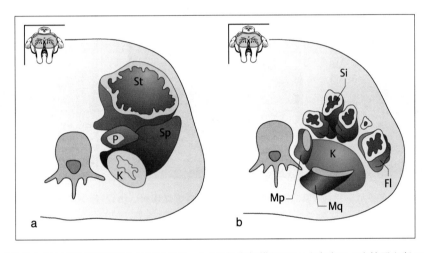

图 10.94　横切面观察左肾与周围组织脏器之间的关系。(a)左肾中部横切面显示脾脏(Sp)遮挡了左肾(K)的上半部分。胰腺(P)与左肾前面紧贴,胃(St)位于胰腺及左肾前方。(b)左肾下极的横切面图像显示小肠(Si)位于左肾(K)下极前方,结肠脾曲(Fl)位于左肾偏外侧,腰方肌(Mq)位于左肾后方,腰大肌(Mp)位于左肾中部内侧。

左肾与脾脏的关系

重点
- 脾脏提供了观察左肾的良好的透声窗。

如同利用肝脏作为观察右肾的透声窗一样,脾脏作为透声窗也可用于观察左肾。

纵切面侧向扫查显示左肾与脾脏之间的关系

将探头置于左侧腰部,将脾脏作为透声窗观察左肾纵切面侧向扫查(图 10.95)。图 10.96 显示了将左肾移除后脾脏的形态。

接着向前及向后移动探头,观察左肾与脾脏之间的分界(图 10.97)。重复扫查多次以完整观察脾脏形态。

横切面侧向扫查显示左肾与脾脏之间的关系

首先得到左肾纵切面图像,随后探头旋转90°以获得最大横切面图像,并同时显示脾脏(图 10.98)。图 10.99 显示了将左肾移除后脾脏的形态。

上下移动探头并反复扫查多次以完整观察脾脏形态(图 10.100)。

左肾与腰大肌及腰方肌之间的关系

利用与观察右肾与肌肉间关系同样的方法。

10

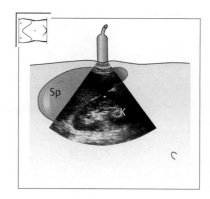

图 10.95　纵切面侧向扫查观察左肾及脾脏。脾脏下方边缘位于左肾上方。上方的脾脏位于声像图左侧,下方的脾脏位于声像图的右侧。左肾位于脾脏的中下方。

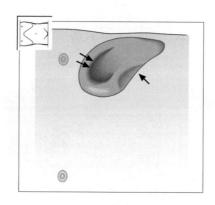

图 10.96　观察左肾对脾脏压迫所产生的压迹(↑)。其上方是胃造成的压迹(↓↓)。

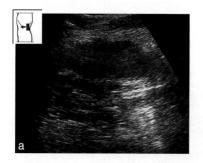

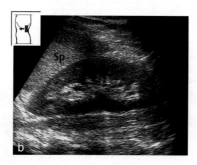

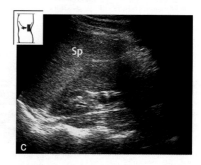

图 10.97　纵切面侧向扫查显示左肾与脾脏之间的关系。(a)左肾后方纵切面。(b)左肾中部纵切面。Sp=脾脏。(c)左肾前方的纵切面。Sp=脾脏。

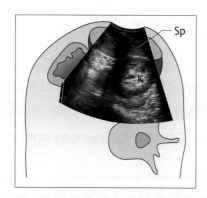

图 10.98　左肾(K)及脾脏(Sp)横切面图像。注意脾脏的外侧缘位于声像图的顶端。前方的脾脏组织位于声像图左侧。后方的脾脏组织位于声像图右侧。左肾位于脾脏中部的下方。

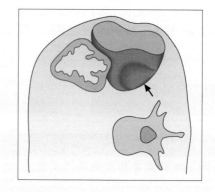

图 10.99　移除左肾后可见左肾对脾脏压迫所产生的压迹(↑)。

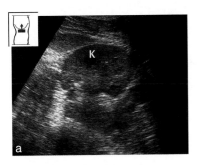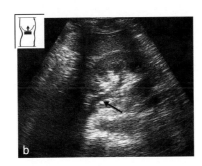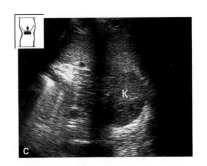

图 10.100 横切面侧向扫查显示左肾与脾脏之间的关系。(a)左肾下极(K)横切面。(b)左肾肾门处横切面(←)。(c)左肾上极(K)横切面。

左肾与结肠之间的关系

由于结肠脾曲的位置高于结肠肝曲,对超声扫查左肾造成更大的障碍。回顾一下图 10.93 和图 10.94,再观察图 10.101 来了解左肾与结肠之间的关系。

观察左肾与结肠之间的关系

利用脾脏作为透声窗进行左肾纵切面扫查。将探头缓慢向前移动,观察肾脏回声逐渐缩小,直至出现结肠内气体回声(图 10.102)。

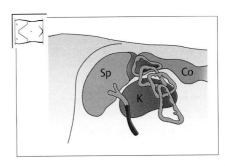

图 10.101 左肾与结肠脾曲之间的关系。此示意图显示降结肠、结肠脾曲及横结肠环绕与左肾周边。此区域内气体可对左肾的显示造成一定的干扰。Sp=脾脏,Co=结肠。

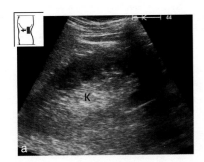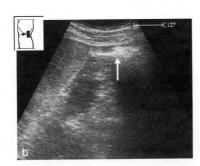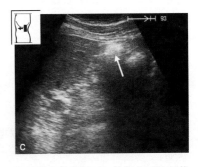

图 10.102 纵切面显示左肾与结肠之间的关系。(a)左肾(K)稍后方的纵切面。(b)左肾稍前方的纵切面。结肠内可见气体(↑)。(c)左肾前方可见结肠内气体回声(↑)。

10

第 **11** 章

肾上腺

11.1 引言

重点

- 超声不是评估肾上腺位置的最佳（影像学）技术。
- 超声适用于无功能、无症状肾上腺肿瘤的筛查和诊断。

超声不是肾上腺疾病检查的最佳技术。以往文献关于超声在肾上腺疾病诊断价值的报道显示，超声检查肾上腺主要受检查者的经验水平和仪器设备的影响。通常，右侧肾上腺较左侧肾上腺更容易显示。

学习肾上腺超声检查时应当注意以下几点：

- 超声不易显示正常肾上腺。
- 超声也较难发现肾上腺增生及肾上腺小腺瘤。
- 对于实验室检查异常的肾上腺功能性肿瘤，需要进行 CT、MRI 和其他进一步的检查确诊。
- 超声最适于检查(或筛查)实验室检查正常的无功能性或无症状的肾上腺肿瘤。

因此，超声扫查前应大致了解肾上腺的解剖位置，并且熟悉其邻近的解剖标志。评估肾上腺区的情况比直接检查肾上腺本身更重要。

重点

- 正常肾上腺长径 3~7cm，横径 2~4cm。

▶**肾上腺的形态**　正常肾上腺大小不等，长径 3~7cm，横径 2~4cm。正常肾上腺通常为低回声，常规超声声像图可呈两条线状回声。

▶**肾上腺的位置**　右肾上腺在右肾上极的前方偏内上，右肾上极、肝脏和下腔静脉之间。左肾上腺在左肾上极的前内侧，左肾和腹主动脉之间(图 11.1 和图 11.2)。

右肾上腺在右肾上极上方几厘米处，腔静脉的后方；而左肾上腺略高于左肾上极，位于左肾和腹主动脉之间，尖端朝向左肾肾门(图 11.1 和图 11.2)。

11.2 肾上腺定位

▶**扫查障碍**
- 肾上腺体积较小
- 肋骨遮挡
- 肠道气体干扰

▶**透声窗**
- 见图 11.1 和图 11.2

▶**改善检查条件的方法**
- 禁食
- 减少肠道气体干扰
- 侧卧位检查(左肾上腺)
- 患者呼吸配合
- 患者手臂高举过头

▶**解剖标志**
- 右侧肾上腺：肝、肾、下腔静脉
- 左侧肾上腺：脾、肾、腹主动脉

▶**检查方法**
- 根据解剖标志定位，如 11.3 节所述

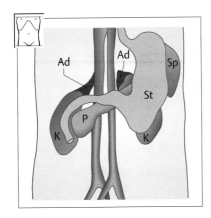

图 11.1 肾上腺正面观（Ad）。K=肾脏,P=胰腺,St=胃,Sp=脾脏。

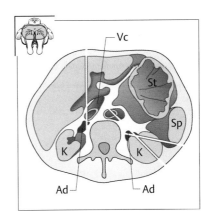

图 11.2 肾上腺的横切面示意图。右肾上腺位于右肾上极的内侧前上方,延伸至腔静脉(Vc)后面。左肾上腺(Ad)主体不在左肾上极上方,而是在左肾前内侧走行,延伸至肾门。线条表示检查双侧肾上腺的平面。St=胃,Sp=脾脏,K=肾脏。

▶ **难点**
- 通常肾上腺的超声检查比较困难

11.3 完整显示肾上腺

右肾上腺

上腹部纵切面扫查右肾上腺

如图 11.3 所示,将探头置于上腹部右锁骨中线处进行长轴扫查,朝腹中线稍稍调整。找到下腔静脉后,将探头再向右肾方向偏转,反复扫查。在右肾上极的上方,肾脏和腔静脉之间,或稍微延伸到腔静脉后面,可显示右侧肾上腺的图像。肾动静脉也是有价值的体表标志。肾上腺位于肾动静脉上方数厘米处(图 11.4)。

儿童肾上腺在超声检查中更易显示。图 11.5 显示了一名 8 岁儿童的典型的右肾上腺图像。有时右膈肌脚会被误认为是肾上腺(图 11.6)。

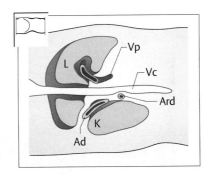

图 11.3 通过肝脏、右肾、右肾上腺的矢状面观。右肾上腺(Ad)位于肝脏(L)、右肾(K)上极和下腔静脉(Vc)之间。图中还显示了门静脉(Vp)及肾血管的结构。Ard = 右肾动脉。

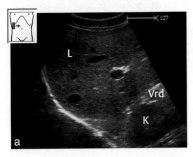
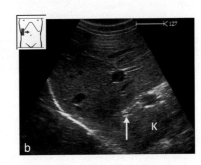
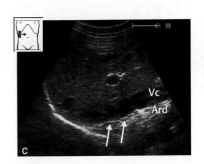

图 11.4 上腹部纵切面扫查右肾上腺。(a)通过肝脏(L)和肾脏(K)的纵切面。Vrd=右肾静脉。(b)探头向左侧移动,右肾(K)图像变小(逐渐缩小)。出现纤细的、低回声的肾上腺结构(↑)。(c)探头继续向左移动。肾脏图像消失。可见肝脏和下腔静脉(Vc),下腔静脉后面可见肾上腺结构(↑↑)。Ard=右肾动脉。

上腹部横切面扫查右肾上腺

将探头置于右锁骨中线,经过下腔静脉与肝脏的横切面扫查,探头稍向下倾斜,直到显示右肾上极。在右肾上极与下腔静脉之间可寻找到右肾上腺结构(图 11.7)。

左肾上腺

纵切面侧向扫查左肾上腺

因为受前方胃和肠道气体的影响,超声显示左肾上腺比右肾上腺困难得多。最好的扫查方法是将脾脏作为透声窗。图 11.8 说明了扫描平面。

将探头放置在左上腹的侧腹部,纵切侧向扫查,找到脾脏和左肾上极(图 11.9a)。然后,在左肾上极的前内侧,左肾和脊柱或左肾与腹主动脉之间,将探头向前稍倾斜,直至左肾图像渐渐变小消失时,在左肾上腺区域将会看到肾上腺图像

(图 11.9b,c)。

横切侧向扫查左肾上腺

当纵切面扫查显示肾上腺时,转动探头至横切面扫查。请复习一下左肾上腺的解剖位置(见图 11.2)。左肾上腺位于左肾上极的前内侧,所以在横切面扫查时,左肾上腺应在图像左肾上极的偏左下方平面(图 11.10)。

11.4 器官详述

肾上腺疾病

超声检查可发现不同类型的肾上腺疾病,包括:肾上腺囊肿(图 11.11)、肾上腺增生、肾上腺腺瘤、肾上腺嗜铬细胞瘤(图 11.12)、肾上腺转移瘤(图 11.13)、肾上腺癌(图 11.14)和无功能肾上腺肿瘤(图 11.15 和图 11.16)。

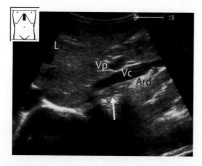

图 11.5　一名 8 岁儿童的右肾上腺声像图。肾上腺(↑)在下腔静脉后方清晰可见。可见肝(L)、下腔静脉(Vc)、门静脉(Vp)和右肾动脉(Ard)。

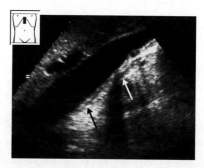

图 11.6　膈肌。与图 11.5 比较,在下腔静脉后方的右膈脚(↑↑)呈一细长低回声结构,很容易被误认为是右侧肾上腺。

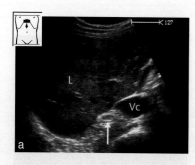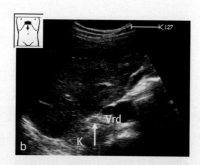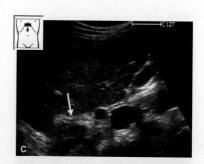

图 11.7　上腹部横切面扫查右肾上腺。(a)上腹部较高平面横切面扫查,切面通过肝脏(L)和腔静脉(Vc)水平。可见低回声的右肾上腺(↑)结构。(b)探头稍向下移动,可见右肾静脉(Vrd)汇入下腔静脉处和右肾上极一小部分(K)。肾上腺(↑)仍可见。(c)探头继续往下移动。因为肾静脉走行是略微向下而不是水平延伸,所以在该横切面上,肾静脉与腔静脉分离开来。右肾上极显示更加清晰,肾上腺(↓)显示在其前内侧。

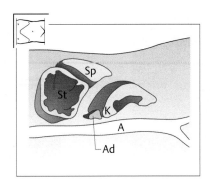

图 11.8 左肾上腺扫查平面。大致对应通过脾脏(Sp)和左肾上极(K)的冠状切面(见图 11.2)。左肾上腺(Ad)位于左肾上极的前内侧,脊柱和腹主动脉(A)之间。St=胃。

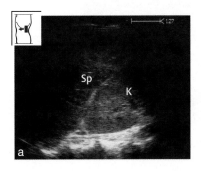
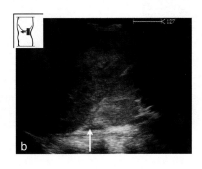
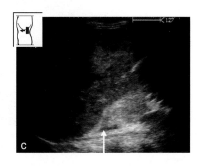

图 11.9 左侧腹部纵切面侧向扫查左肾上腺。(a)通过脾脏(Sp)和肾脏(K)平面扫查左肾上腺。偶然发现脾脏的非霍奇金淋巴瘤(NHL)。(b)探头略向前倾斜,在左肾图像渐渐变小时,位于左肾上极上方的左肾上腺图像(↑)。(c)探头继续向前倾斜,可看到更多更大(完整)的低回声肾上腺组织(↑)。

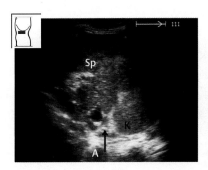
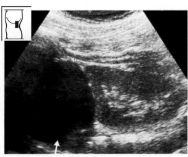
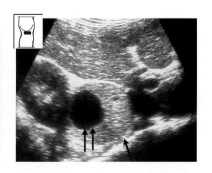

图 11.10 左肾上腺横切面侧向扫查(↑)。Sp =脾脏(偶然发现 NHL),K=肾脏,A=主动脉。

图 11.11 左侧肾上腺囊肿(↑)。左肾上极被肿物压迫。

图 11.12 右侧肾上腺嗜铬细胞瘤(↑)。肿块内可见囊性成分(↑↑),其旁见右肾结构。

11

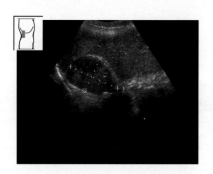

图 11.13　肾上腺转移瘤。

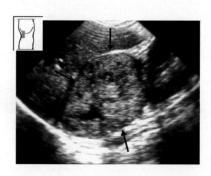

图 11.14　肾上腺癌。右肾上方见一混杂回声肿块(→↑),超声很难鉴别肾上腺癌与转移瘤。

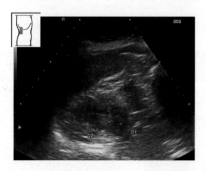

图 11.15　肾上腺无功能性腺瘤(意外发现肿瘤)。

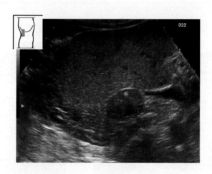

图 11.16　肾上腺无功能性腺瘤(意外发现肿瘤)。

第 **12** 章
膀胱、前列腺和子宫

12.1 引言

本书的主要内容是详细讲解上腹部脏器的超声检查。然而，常规腹部超声检查应该也包括泌尿外科和妇科脏器的检查。因此，有必要简单了解一下这两个系统的超声图像。

12.2 膀胱、前列腺和子宫定位

▶**扫查障碍**
- 膀胱未充盈
- 肠道胀气

▶**最佳扫查条件**
- 充盈的膀胱

▶**标志点**
- 充盈的膀胱

▶**途径**
- 将探头置于耻骨联合上方进行纵向扫查
- 显示膀胱
- 通过转动探头改变扫查方向显示位于膀胱深面的前列腺或子宫(图 12.1 和图 12.2)

12.3 完整显示膀胱、前列腺和子宫

横切面上显示膀胱和前列腺

重点
• 前列腺横径 3~4cm，前后径 2~3cm，上下径约 3.5cm。 • 正常前列腺呈不均匀低回声。

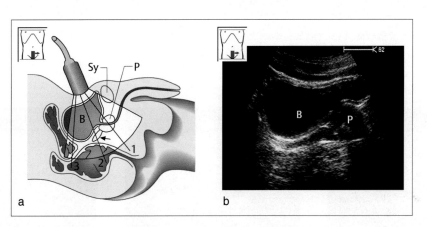

图 12.1　膀胱和前列腺纵切面扫查。(a)前列腺(P)位于耻骨联合(Sy)的后方，因此探头必须倾斜扫查才能显示。图中直线代表三个标准的横切面；1=经过前列腺和膀胱(B)的横切面；2=经过膀胱和精囊腺(←)的横切面；3=经过膀胱顶部的横切面。(b)纵切面上膀胱(B)和前列腺(P)的典型声像图表现。

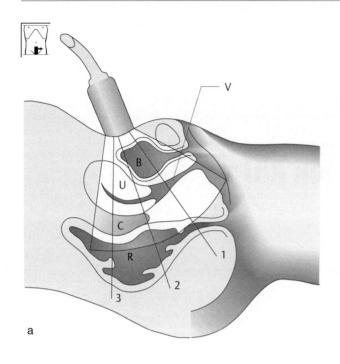

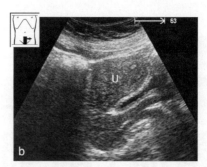

图 12.2　膀胱和子宫纵切面扫查。(a)直肠(R)位于阴道(V)的后方,道格拉斯窝(C)在子宫(U)后方,子宫和直肠之间。图中直线代表标准的横切面:1=经过膀胱(B)和阴道的横切面;2=经过膀胱和子宫的横切面;3=经膀胱上方子宫的横切面。(b)经过子宫(U)的纵切面扫查声像图。

在耻骨联合上方横向扫查,将探头向下倾斜。显示膀胱和前列腺(图 12.3a)。前列腺在横切面上是对称的,呈椭圆形或三角形。前列腺横径 3~4cm,前后径 2~3cm。缓慢移动探头向上扫查,前列腺在图像上逐渐减小,被位于前列腺后方的一部分精囊腺代替(图 12.3b)。如果继续向上扫查,会显示部分膀胱回声(图 12.3c)。

纵切面上显示膀胱和前列腺

将探头纵向置于耻骨联合上方的正中线,全面扫查膀胱和前列腺(图 12.4)。

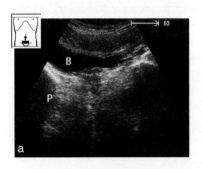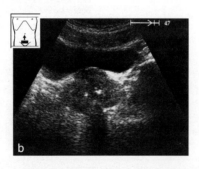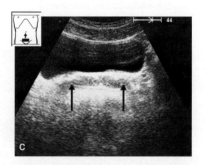

图 12.3　膀胱和前列腺横切面扫查。(a)低位横切面扫查显示无回声的膀胱(B)和低回声的前列腺(P)。(b)探头轻轻向上扫查,显示部分前列腺。(c)经膀胱和精囊腺(↑)平面扫查。

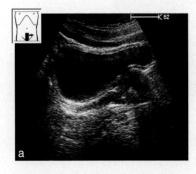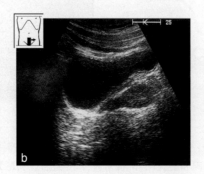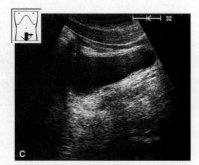

图 12.4　纵切面扫查膀胱和前列腺。(a)前列腺、直肠、膀胱。(b)前列腺、直肠、膀胱。(c)前列腺、精囊腺。

横切面上显示膀胱和子宫

在耻骨联合上方旋转探头至横切面向下倾斜扫查。然后，慢慢向上倾斜移动探头。从前向后，依次显示为膀胱、阴道和直肠(图 12.5a)。轻轻向上倾斜探头，将看到膀胱后方的部分子宫(图 12.5b)。随着探头继续向上扫查，膀胱逐渐消失，仅能显示子宫(图 12.5c)。

纵切面上显示膀胱和子宫

将探头纵向置于耻骨联合上方的正中线。显示无回声的膀胱。位于膀胱后方的是阴道，与子宫回声相延续。子宫位于膀胱上方，多为前倾位(图 12.6)。

12.4 器官详述

膀胱和前列腺

图 12.7 为膀胱憩室的超声检查图像。膀胱壁增厚(图 12.9)可继发于前列腺增生(图 12.8 和图 12.9)。

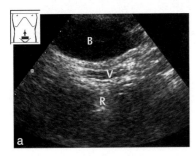
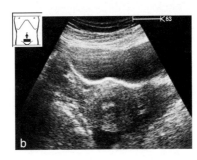
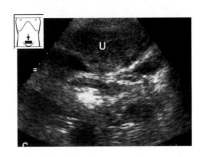

图 12.5　横切面扫查膀胱和子宫。(a)经耻骨联合上方向下倾斜的横切面可显示膀胱(B)、阴道(V)和直肠(R)。(b)轻轻向上倾斜扫查，显示部分膀胱和子宫。(c)继续向上扫查，横切面显示大部分子宫(U)。

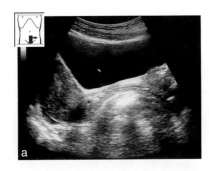
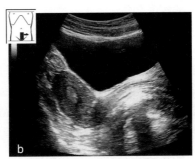
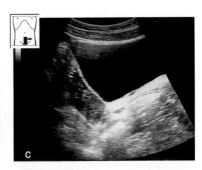

图 12.6　纵切面扫查膀胱和子宫。(a)子宫、阴道、膀胱和直肠。(b)子宫、阴道、膀胱和直肠。(c)卵巢。

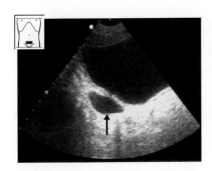
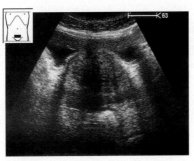
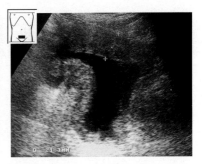

图 12.7　膀胱憩室(↑)。

图 12.8　前列腺增生。前列腺中央部增大，腺体正常三角形结构变圆钝。

图 12.9　继发于前列腺增生的膀胱壁增厚。

12

子宫

通过空虚的膀胱和过度前倾的子宫,可发现子宫底位于膀胱前方(图 12.10)。图 12.11 显示宫内节育器的典型回声。

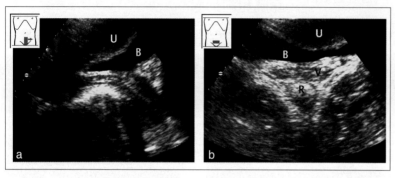

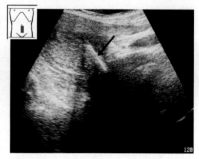

图 12.10 过度前倾的子宫。(a)纵切面扫查。U=子宫。B=膀胱。(b)横切面扫查。子宫(U)底位于膀胱(B)的前方。膀胱后方是阴道(V),阴道后方是直肠(R)。

图 12.11 宫腔内可见节育器(↓)。

第 4 篇

简要说明和超声报告

第 **13** 章
快速指引

13.1 血管

检查目标

▶ **辨认主动脉和下腔静脉及其分支和支流**

- 腹腔干,肝动脉,脾动脉,胃左动脉
- 肠系膜上动脉
- 右肾动脉,左肾动脉
- 髂总动脉
- 肝静脉
- 右肾静脉,左肾静脉
- 髂总静脉

评估

- 管径
- 血管壁
- 周围区域(淋巴结)

定位

- 将探头置于上腹部以进行横切扫查

- 将探头成角和倾斜来寻找透声窗
- 扫查时应避开肠道气体或把肠气推开
- 标志:主动脉,下腔静脉和脊柱的三联结构

标准切面

- 上腹部横切面扫查:从横膈到髂血管,包括主干和分支
- 上腹部纵切面扫查:从横膈到髂血管,包括主干和分支
- 髂血管:横切面和纵切面扫查

评估

▶ **鉴别**
- 辨别动脉和静脉(图 13.1 至图 13.3)

▶ **主动脉**
- 管径
- 管径变化:扩张,动脉瘤(如可行,评估位置及扩张程度,图 13.4)
- 血管壁:钙化(图 13.5)

▶ **下腔静脉**
- 管径(图 13.6)

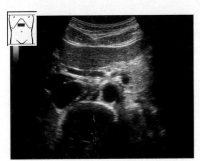

图 13.1 横切面显示主动脉和下腔静脉。

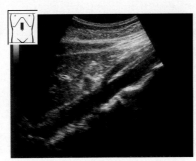

图 13.2 纵切面显示主动脉。

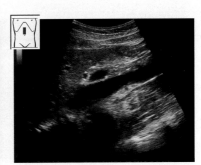

图 13.3 纵切面显示下腔静脉。

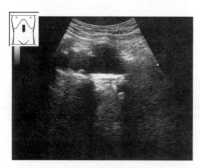

图 13.4   动脉瘤。

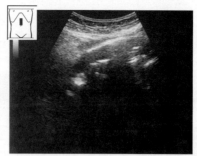

图 13.5   血管壁钙化。

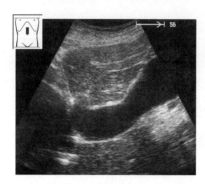

图 13.6   下腔静脉堵塞。

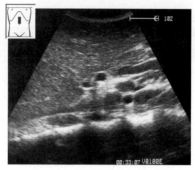

图 13.7   腹主动脉旁淋巴结肿大。

- 脉冲多普勒曲线
▶ 周围区域
- 淋巴结(图 13.7)

正常值

▶ 主动脉
- 近心端<2.5cm
- 远心端<2.0cm
▶ 下腔静脉
- <2.0cm

异常和变异及易犯错误

- 马蹄肾的纵切面和横切面扫查(鉴别诊断需要与淋巴结区分,图 13.8)

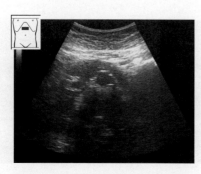

图 13.8   横切面扫查马蹄肾,未见淋巴结。

13.2 肝脏

检查目标

▶ 辨认
- 整个肝脏
- 肝叶
- 血管
- 胆管
▶ 评估
- 形状:边缘角度,表面
- 大小
- 回声模式:回声,粗/细,分布
- 局部变化
- 肝静脉:直径,走向
- 胆道

定位

- 在右侧斜切扫查时肝脏总是能够稳定显示
- 其他方式:向上沿着主动脉和下腔静脉扫查

标准切面

- 上腹部横切面
- 上腹部纵切面
- 肋下斜切面,右侧
- 上腹部斜切面,右侧
- 肋间切面

评估

▶肝脏下缘
- 肝右叶下缘的角度(图 13.9 和图 13.10)
- 肝右叶下缘的形状(图 13.11)

- 肝脏下缘的轮廓
  - 光滑(图 13.12)
  - 波浪状(图 13.13)
  - 粗结节(图 13.14)

▶回声模式
- 正常(图 13.15)
- 回声(与肾脏比较)(图 13.16)

▶局部变化
- 囊肿(图 13.17)
- 肿瘤(图 13.18 和图 13.19)
- 局灶性占位(图 13.20)
- 转移瘤(图 13.21)

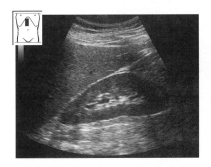

图 13.9 正常的边缘角度。

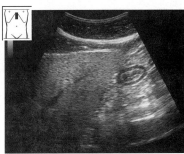

图 13.10 增宽的边缘角度。

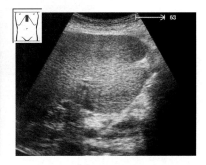

图 13.11 肝脏边缘饱满圆钝。

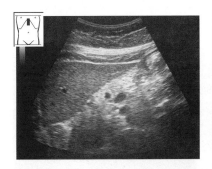

图 13.12 正常的、光滑的肝脏下缘。

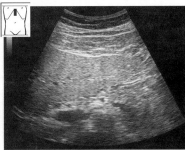

图 13.13 波浪状的肝脏下缘。

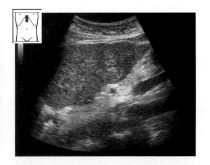

图 13.14 肝脏下缘的粗结节。

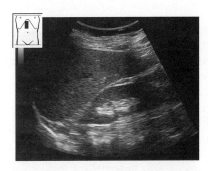

图 13.15 正常肝脏声像图。

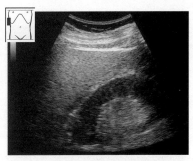

图 13.16 回声增强的肝脏声像图,脂肪肝。

13

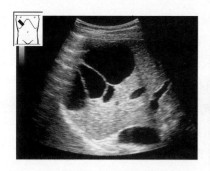

图 13.17　肝囊肿。

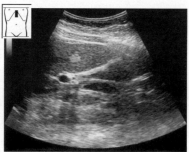

图 13.18　肝血管瘤。

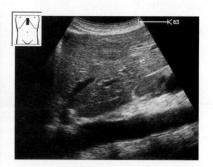

图 13.19　胆管细胞癌。

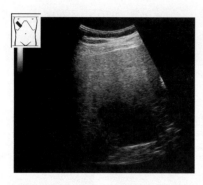

图 13.20　脂肪肝的局部脂肪缺失。

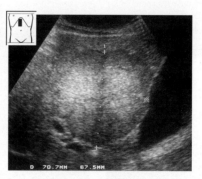

图 13.21　结肠癌肝转移。

▶肝静脉
- 正常（图 13.22）
- 堵塞（图 13.23）
- 变细（图 13.24）

▶胆管
- 正常
- 堵塞（图 13.25）
- 胆管内积气（图 13.26）

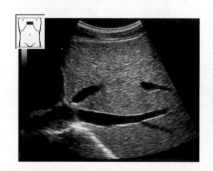

图 13.22　正常肝静脉。

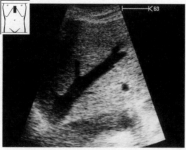

图 13.23　堵塞的肝静脉。

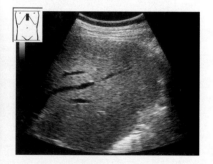

图 13.24　变细的肝静脉。

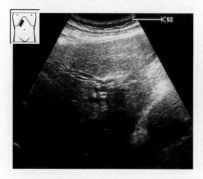

图 13.25　胆管堵塞。

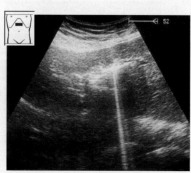

图 13.26　胆管内积气。

正常值

> ▶ 肝右叶

- 从上缘到下缘长度<14cm
- 从前缘到后缘长度<12cm

> ▶ 肝脏边缘的角度

- 右侧<45°
- 左侧<30°

异常和变异及易犯错误

- Riedel 叶可被误诊为肝大(图 13.27)
- 胸腔积液易与腹水混淆(图 13.28)

13.3 肝门

检查目标

> ▶ 辨认肝门

- 门静脉及其分支
- 肝动脉及其分支
- 胆管及其分支

> ▶ 评估

- 管径
- 肿块:肿瘤,淋巴结

定位

- 上腹部横切面扫查
- 标志:下腔静脉
- 向上扫查:
  - 在下腔静脉前缘辨认门静脉
  - 沿血管纵切面扫查辨认肝动脉
  - 辨认胆总管

标准切面

- 上腹部横切面扫查
- 上腹部纵切面扫查
- 在器官中横切面和纵切面扫查追踪血管结构
  - 门静脉,肠系膜上静脉,脾静脉
  - 肝动脉向右向左走行的分支
- 横切面和纵切面扫查追踪胆管远至胰腺和肝内分叉

评估

> ▶ 门静脉

- 管径
- 形状(图 13.29)

> ▶ 胆管

- 直径:正常(图 13.30),扩张(图 13.31 和图 13.32)
- 内容物(结石,胆泥)
- 胆管壁

> ▶ 周围区域

- 淋巴结肿大(图 13.33)

正常值

> ▶ 胆管

- 胆囊切除术后<9mm

异常

- 既往胆囊切除术后通常可见胆管扩张(图 13.34)

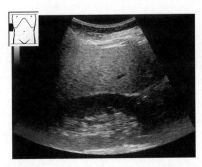

图 13.27　Riedel 叶。注意:不要误诊为肝大。

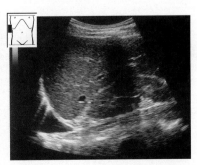

图 13.28　胸腔积液,没有腹水。

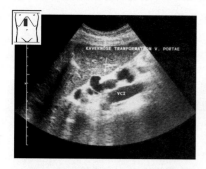

图 13.29　门静脉海绵状变性。

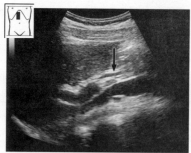

图 13.30　正常胆管。

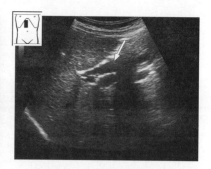

图 13.31　胆管中度扩张。

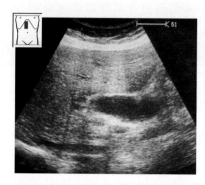

图 13.32　胰头癌所致的胆管显著扩张。

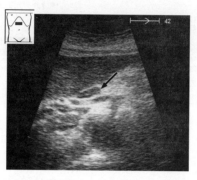

图 13.33　肝动脉前的肝门淋巴结。

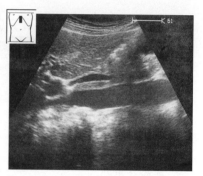

图 13.34　既往胆囊切除术后胆管扩张,正常表现。

13.4 胆囊

检查目标

▶ *辨认*
- 整个胆囊

▶ *评估*
- 形状
- 大小
- 位置
- 内容物
- 胆囊壁
- 是否疼痛
- 刺激性饮食后的收缩情况

定位

- 将探头置于右上腹进行横切面扫查
- 向上扫查直至肝脏,在图像中显示下腔静脉
- 将探头倾斜并稍微向下扫查
- 辨认下腔静脉前方的门静脉

- 每次将探头再次倾斜时,会显示胆囊的一部分

标准切面

- 上腹部横切面扫查
- 上腹部纵切面扫查
- 肋下斜切面扫查,右侧
- 沿肋间切面,右侧

评估

▶ *形状*
- 见图 13.35

▶ *大小*
- 增大无张力(图 13.36)
- 餐后收缩(图 13.37)
- 萎缩的胆囊(图 13.38)

▶ *内容物*
- 结石(图 13.39)
- 胆泥淤积(图 13.40)
- 泥沙样结石(图 13.41)
- 息肉(图 13.42)

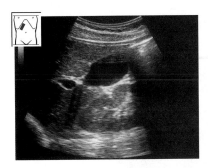

图 13.35　正常胆囊。

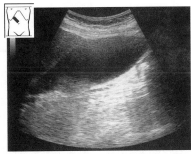

图 13.36　正常变异,增大而无张力的
胆囊。

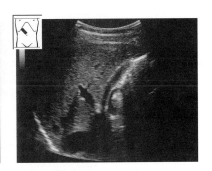

图 13.37　餐后收缩的胆囊。

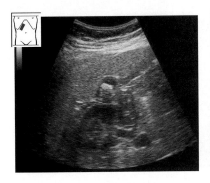

图 13.38　萎缩的胆囊。

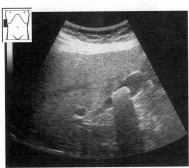

图 13.39　胆囊结石。

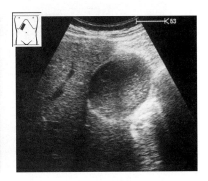

图 13.40　胆囊内的胆泥淤积。

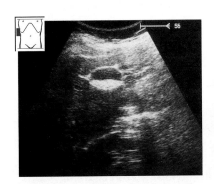

图 13.41　胆囊内的泥沙样结石。

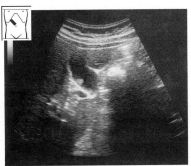

图 13.42　胆囊息肉。

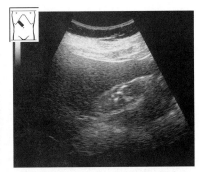

图 13.43　慢性胆囊炎。

▶胆囊壁
- 正常
- 增厚(图 13.43)

正常值

▶胆囊
- 长轴<12cm
- 横轴<4cm
▶胆囊壁厚度
- <4mm

异常和变异及易犯错误

- 误诊
  ○ 将肠气误诊为结石(图 13.44)
  ○ 将右心衰导致的胆囊壁增厚误诊为胆
囊炎(图 13.45)
  ○ 将肝脏局灶性改变误诊为水肿(图
13.46)
  ○ 将胆囊切除后的积液误诊为胆囊(图
13.47)

13

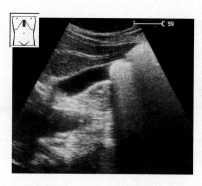

图 13.44　结肠气体,不是结石。

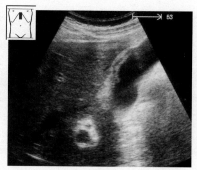

图 13.45　右心衰导致的胆囊壁增厚。

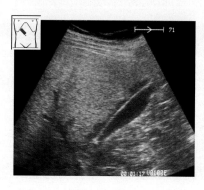

图 13.46　肝脏的局灶性改变,不是水肿。

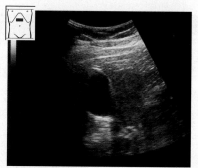

图 13.47　既往胆囊切除术留下的积液,不是胆囊。

13.5 胰腺

检查目标

▶**辨认胰腺的各个部分**
- 胰头
- 胰体
- 胰尾
- 胰管

▶**评估**
- 形状
- 大小
- 回声
- 周围区域
- 局灶性变化
- 胰管扩张
- 胰管异常

定位

▶**胰腺体部**
- 将探头置于中腹部进行横切面扫查
- 向上扫查直至肝脏,并显示主动脉
- 向下缓慢倾斜探头显示腹腔干
- 在此平面下方恰好显示脾静脉、肠系膜上静脉和主动脉三联结构
- 胰体总是在这个扫查平面显示

▶**胰尾位于左外侧**
- 将探头置于左侧面进行扫查
- 辨认脾脏和肾脏的上极
- 向前倾斜探头
- 当肾脏上极在显示器上消失时,胰尾通常可以显示出来

标准切面

- 上腹部横切面扫查
- 上腹部纵切面扫查
- 左侧面扫查

评估

▶**识别**

• 胰头

• 胰体

• 胰尾前方

• 脾脏附近的胰尾

• 胰管

▶**大小和形状**

• 正常(图 13.48)

• 增大(图 13.49 和图 13.50)

▶**回声**

• 正常

• 回声增强(图 13.51)

▶**胰管**

• 正常(图 13.52)

• 扩张(图 13.53)

• 堵塞(图 13.54)

▶**局灶性变化**

• 囊肿(图 13.55)

• 钙化(图 13.56)

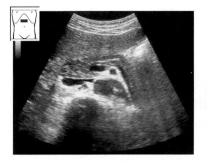

图 13.48　正常胰腺。

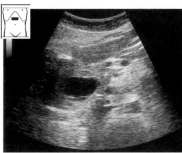

图 13.49　胰腺囊腺癌。

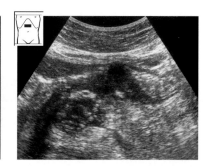

图 13.50　脓肿。

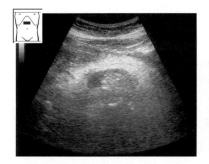

图 13.51　胰腺脂肪浸润。

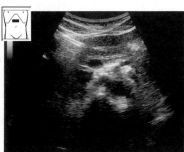

图 13.52　正常胰管。

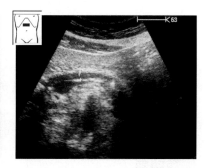

图 13.53　慢性胰腺炎中异常扩张的胰管。

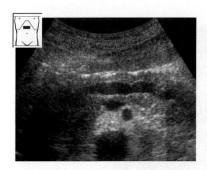

图 13.54　胰头癌,阻塞的胰管。

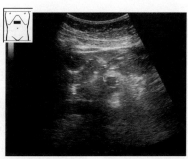

图 13.55　胰腺囊肿。

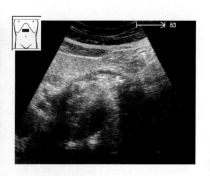

图 13.56　胰尾部钙化。

13

正常值

- ▶**垂直于胰腺长轴的切面直径**
- 胰头<30mm
- 胰体<25mm
- 胰尾<25mm
- ▶**胰管**
- <2mm

13.6 胃、十二指肠和膈肌

检查目标

- ▶**辨认**
- 食管,贲门和膈肌
- 胃体,胃窦
- 十二指肠
- ▶**评估**
- 胃壁和十二指肠肠壁

定位

- ▶**贲门**
- 将探头置于中上腹进行横切扫查
- 向上扫查直至膈肌/心脏
- 缓慢向下扫查至贲门
- ▶**胃窦**
- 将探头置于中上腹进行纵切面扫查
- 找到肝脏下缘
- 辨认胃,包括它的外观、后面和下面

标准切面

- 上腹部横切面扫查
- 上腹部纵切面扫查

评估

- 扫查各节段的胃壁变化(图 13.57 和图 13.58)

13.7 脾脏

检查目标

- ▶**辨认**
- 全脾
- ▶**评估**
- 大小
- 脾实质
- 脾门部血管

定位

- 让患者双手高举过头
- 呼气时扫查
- 将探头置于较高位置的左侧纵切面侧向扫查
- 从后向前扫查

标准切面

- 左侧纵切面侧向扫查
- 左侧横切面侧向扫查

评估

- ▶**大小**
- 正常
- 增大(图 13.59 和图 13.60)
- ▶**回声**
- 回声均匀

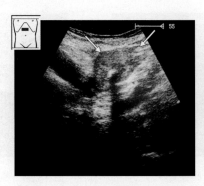

图 13.57　幽门部胃癌(↓←)。

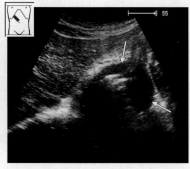

图 13.58　贲门癌(↓↓)。

- 回声不均匀(图 13.61)
- ▶ *局灶性改变*
- 钙化
- 囊肿
- 转移瘤(图 13.62)
- 血管瘤(图 13.63)
- 血肿(图 13.64)
- ▶ *脾门*
- 转移瘤(图 13.65)

- 腹水(图 13.66)

正常值

- 纵切面最大直径<11cm
- 脾门处横切面直径<4cm

异常和变异及易犯错误

- 将副脾误诊为淋巴结肿大(图 13.67)

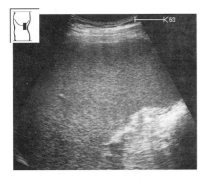

图 13.59 肿大的脾脏。

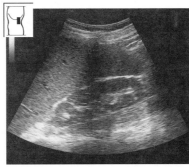

图 13.60 肾脏上极上方显著肿大的脾脏。

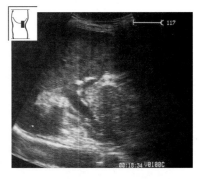

图 13.61 非霍奇金淋巴瘤浸润脾脏。

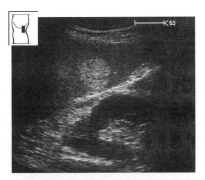

图 13.62 支气管肺癌脾转移灶。

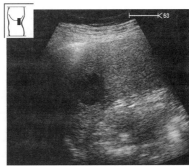

图 13.63 脾血管瘤。

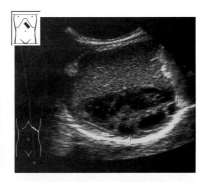

图 13.64 较大的脾脏血肿。

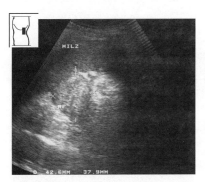

图 13.65 支气管肺癌的脾门处转移灶。

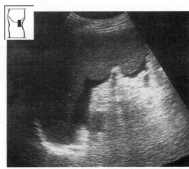

图 13.66 脾门区域的腹水。

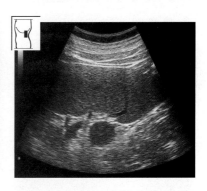

图 13.67 副脾,而不是淋巴结。

13

13.8 肾脏

检查目标

▶**辨认**

- 两个肾脏全貌

▶**评估**

- 位置,形状,大小
- 活动度
- 肾实质
- 肾盂:内容物,输尿管起始段
- 局灶性改变

定位

- 将探头置于纵切面侧向扫查
- 找到肝脏和脾脏
- 将探头倾斜,找到肾脏
- 标志,右侧:肝脏,腰大肌
- 标志,左侧:脾脏,腰大肌

标准切面

- 纵切面侧向扫查
- 横切面侧向扫查

评估

▶**大小**

- 正常
- 肿大(图 13.68)
- 萎缩(图 13.69)

▶**形状**

- 正常,边缘光滑
- 突出的轮廓(图 13.70)

▶**局灶性改变**

- 囊肿(图 13.71)
- 血肿
- 肾结石(图 13.72)
- 肿瘤

▶**肾盂和肾实质**

- 正常 P/P 比值
- 肾实质变薄
- 肾盂扩张(图 13.73)

正常值

▶**肾脏**

- 纵向长度 10~12cm

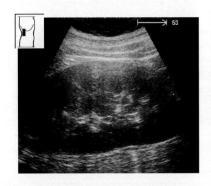

图 13.68 肿大的单个肾脏。

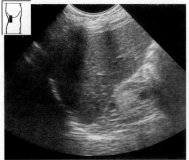

图 13.69 萎缩的肾脏。

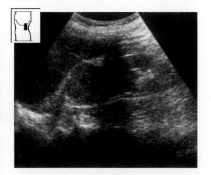

图 13.70 肾细胞癌。

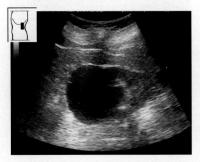

图 13.71 肾囊肿,左侧。

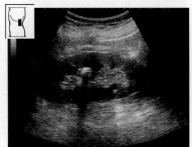

图 13.72 肾结石。

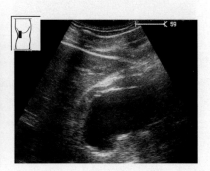

图 13.73 肾积水 4 级。

- 横向长度 5~7cm
  ▶P/P 比值
- 60 岁以下,1.6:1
- 60 岁以上,1.1:1

异常和变异及易犯错误

- 将"肾实质的局部凸起"误诊为肿瘤(图 13.74)

13.9 肾上腺

检查目标

- 辨认两侧肾上腺区域

定位

▶右侧肾上腺
- 将探头置于右锁骨中线进行上腹部扫查
- 找到右侧肾脏
- 向左缓慢扫查,显示下腔静脉
- 肾上腺位于肾脏上极和下腔静脉之间

▶左侧肾上腺
- 将探头置于左侧纵切面侧向扫查
- 找到左侧肾脏
- 从后向前向上扫查
- 显示主动脉
- 肾上腺位于肾脏上极和主动脉之间

标准切面

- 上腹部纵切面扫查,上腹部横切面扫查,右侧
- 纵切面侧向扫查,横切面侧向扫查,左侧

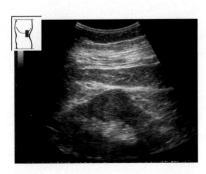

图 13.74　肾实质的局部凸起,不是肿瘤。

评估

- 大小

13.10 膀胱、前列腺和子宫

检查目标

▶辨认
- 膀胱、前列腺和子宫
▶评估
- 形状
- 大小
- 局灶性改变
- Douglas 隐窝

定位

- 将探头置于耻骨联合上方进行横切面扫查
- 辨认膀胱
- 辨认前列腺或子宫

标准切面

- 下腹部横切面扫查
- 下腹部纵切面扫查

评估

▶膀胱
- 充盈程度
- 内容物:结石
▶膀胱壁
- 光滑
- 不规则/憩室(图 13.75)
▶前列腺
- 正常大小
- 增大(图 13.76)
- 钙化
▶卵巢
- 增大
- 囊肿(图 13.77)
▶子宫
- 正常大小/增大

13

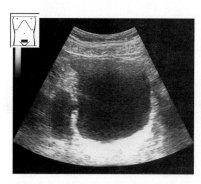

图 13.75 膀胱憩室。

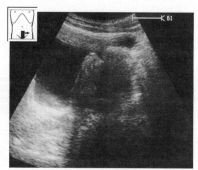

图 13.76 前列腺增生。

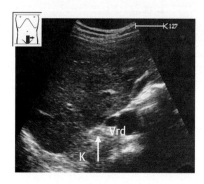

图 13.77 卵巢囊肿。

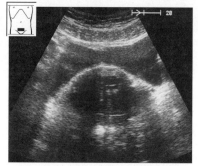

图 13.78 子宫肌瘤。

- 质地均匀/肌瘤(图 13.78)

正常值

▶前列腺

- 纵切面长度 35mm

- 横切面长度 45mm
- 前后径 35mm

第 **14** 章

超声诊断思路

本章的表格作为"超声诊断思路"——系统框架——用来帮助检查者评估特殊的超声表现，并对其做出的鉴别诊断提出建议。

初学者在超声检查中最常见的两种情况：

- 检查者在超声检查中发现了异常表现并试图用系统的方式分析这种异常表现(见 14.1 小节)
- 临床医师为了评估特殊的临床情况而向检查者咨询(见 14.2 小节)

章节 14.1，"超声表现"系统地分析了在超声检查中发现的异常表现，并提供了一种全面的、循序渐进的方法。

章节 14.2，"临床表现"主要讲解如何解读超声表现，并在已知临床症状的情况下，最大化地提取超声图像表现中的信息。

这两部分都分析了超声诊断中最常见的超声表现和临床症状。当然，解读超声结果的步骤的精确顺序在检查者间有很大的不同。本章的目的是为初学者提供一个有逻辑的、结构化的日常流程，使之养成并巩固一个完整的系统的超声检查方式。

14.1 超声表现

表 14.1　主动脉：增宽

表现	解读
在两个切面测量验证	
<25mm	正常
25~30mm	扩张
>30mm	动脉瘤
>50mm	破裂的风险很高
纵轴形态	
直线形	
曲线形	主动脉扭曲？
血管壁	
局限性斑块,弥漫性增厚	主动脉硬化
血管腔	
• 无回声	
• 强回声	血栓？
• 漂浮的内膜	夹层动脉瘤
定位	
扩张部分的开始和结束	
与血管的关系	
• 肾脏上方	
• 肾脏下方？	
主动脉分支	
• 血管的起始段	
• 髂血管	

表 14.2　下腔静脉：扩张

表现	解读
验证,测量	
<20mm 在吸气后期和呼气结束时	正常
>20mm	怀疑异常扩张？淤血？
与脉搏一致的双拍模式	
存在	生理性扩张？年轻,体型偏瘦的患者？
不存在	淤血？
随呼吸运动的管腔变化	
存在	生理性扩张？
不存在	淤血？
管腔	
无回声	淤血？
有回声	血栓？
充血性心力衰竭的其他表现	
可见所有下腔静脉属支:	
• 肝静脉	
• 肾静脉	
• 髂静脉	
肝脏:	
• 回声	
• 边界	
• 大小	
腹水？	

表 14.3　肝脏:肿大

表现	解读
确诊肝大,测量	
测量锁骨中线(MCL)	肝大?
左叶	肺气肿?
尾状叶	Riedel 叶?
肝脏形态及边缘	
下缘圆钝	脂肪肝?
下缘尖锐	肝纤维化?
	肝硬化?
内部回声	
高回声	脂肪肝?
	纤维化?
	酒精性肝硬化?
	慢性肝炎?
低回声	急性肝炎?
	肝淤血?
不均匀	弥漫性转移病灶?
肝静脉	
狭窄	脂肪肝?
	纤维化?
	酒精性肝硬化?
扩张	肝淤血?
其他表现	
腹水	
胸腔积液	肝淤血?
脾大	
下腔静脉扩张	

表 14.4　肝脏:缩小

表现	解读
确诊,测量	
正常肝脏在锁骨中线处 15~16cm	肝脏太小?
	膈肌升高?
	肝硬化?
肝脏形状	
后缘表面呈波浪状,伴结节形成	肝炎后肝硬化?
下缘圆钝	酒精性肝硬化?
回声	
高回声	酒精性肝硬化?
回声增粗,斑片状	肝炎?
血管	
门静脉:分支减少	肝硬化?
肝静脉:狭窄或不规则	
局限性改变	
肿块	肝细胞肝癌(HCC)?
其他或相关表现	
腹水?	
门静脉或脾静脉扩张?	
脾大?	
脐静脉重开?	
胆囊壁增厚?	
胸腔积液?	

表 14.5　肝脏:回声增强

表现	解读
确诊	
高于肾脏回声	密度增加
后方声影	密度增加
肝脏大小	
肿大或正常	脂肪肝?
	肝纤维化?
	肝硬化?
	肝淤血?
	弥漫性转移病灶?
	弥漫性肝癌?
	淋巴瘤?
缩小	肝硬化?
	弥漫性肝癌?

14

表 14.6 肝脏:回声增强,肝大(见表 14.3 和表 14.5)

表现	解读
内部回声	
均匀	脂肪肝?(酒精,糖尿病,高甘油三酯血症,肥胖症,药物,妊娠)
	肝纤维化?
	肝硬化?
不均匀	弥漫性转移病灶?
	弥漫性肝癌?
	淋巴瘤?
	肝局部脂肪浸润或缺失?
	肝淤血?
形状	
下缘圆钝,不规则,结节状	酒精性肝硬化?弥漫性转移病灶?
肝静脉	
狭窄	肝纤维化?肝硬化?
扩张	肝淤血?

表 14.8 肝脏:肝静脉扩张

表现	解读
明确	
汇入下腔静脉前<5mm	正常?
汇入下腔静脉前>5mm	扩张?
体位相关的管腔变化	
有	生理性肝静脉增粗(年轻患者)
无	肝淤血?
肝脏大小	
增大	急性肝淤血?
正常	慢性肝淤血?
缩小	慢性肝淤血?
	心源性肝硬化?
内部回声	
轻度回声改变	急性肝淤血?
中度回声改变	慢性肝淤血?
明显回声改变	慢性肝淤血?
其他的超声表现	
腹水,胸腔积液,脾大	淤血性肝衰竭?

表 14.7 肝回声增强,缩小(见表 14.4 和表 14.5)

表现	解读
内部回声	
均匀	肝硬化?
不均匀	弥漫性转移病灶?
肝静脉	
狭窄	肝硬化?

表 14.9 肝脏:局部占位

表现	解读
回声	
无回声	见表 14.10
低回声	见表 14.11
等回声	见表 14.12
高回声	见表 14.12
高回声伴声影	见表 14.13

表 14.10　肝脏:无回声占位	
表现	**解读**
确诊囊肿的标准	
无回声,后方回声增强, 　侧壁回声失落	充满液体的肿块, 　囊肿
形状	
圆形	单纯囊肿?
波浪状	包虫囊肿?
不规则	肝脓肿?肿瘤坏死?
边界	
清晰锐利,薄	单纯囊肿
清晰,高回声,钙化	包虫囊肿?
模糊不清	肝脓肿
不规则	血肿?
内部回声	
有分隔	包虫囊肿?
回声不均匀	肝脓肿
无回声	单纯囊肿?
位置	
肝内	肝囊肿?
肝下缘	胆囊?
	胆总管囊肿?
	门脉海绵样变?
其他表现	
数量,大小	

表 14.11　肝脏:低回声占位	
表现	**解读**
形状	
圆形	淋巴瘤?腺瘤?局灶性 　结节增生(FNH)?肝 　转移?肝癌?
波浪状	肝转移?肝癌?FNH?
不规则	脓肿?血肿?梗死? 　不均匀脂肪肝?
内部回声	
均匀	血管瘤?淋巴瘤?
不均匀	转移?肝癌?淋巴瘤?
低回声晕环	转移?肝癌?
边界,轮廓	
清晰,光滑	腺瘤?FNH?肝癌? 　淋巴瘤?转移? 　不均匀脂肪肝?
模糊不清	梗死?血肿?脓肿?
数目	
单个	梗死?脓肿?腺瘤? 　FNH?肝癌?血肿?
数个	转移?
大量	转移?淋巴瘤?
其他表现	
肝硬化的征象 寻找原发性肿瘤(胰腺, 　肾脏,胆囊,肠道,妇科 　肿瘤,腹水)	

14

表 14.12   肝脏:等回声或高回声占位

表现	解读
形状	
圆形	FNH? 肝癌? 肝转移? 血管瘤?
不规则, 多边形	肝癌? 不均匀脂肪 肝? 肝圆韧带?
内部回声	
均匀	血管瘤?
不均匀	血管瘤? 肝转移? 肝癌?
边界轮廓	
清晰光滑	血管瘤? 腺瘤? 肝癌? 淋巴瘤? 肝转移? 不均匀脂肪肝?
数目	
单个	肝癌? 腺瘤? FNH?
数个	肝转移?

表 14.13   肝脏:强回声伴声影

表现	解读
形状	
圆形	肝转移? 血管瘤? 钙化?
不规则, 多边形	肝转移? 肝圆韧带?
内部回声	
均匀	肝圆韧带? 血管瘤? 钙化?
不均匀	肝转移?
数目	
单个	血管瘤? 肝圆韧带?
数个	肝转移? 钙化? 血管瘤?

表 14.14   腹水

表现	解读
明确	
有肠管浮动	腹水?
无肠管浮动	卵巢囊肿? 卵巢囊性肿瘤?
检查腹水部位	
莫里森隐窝	腹水?
肝周	
脾周	
直肠膀胱陷凹	
好发部位明确	卵巢囊肿? 卵巢囊性肿瘤?
寻找原因	
肝硬化症状	肝硬化?
门静脉扩张	
脾静脉扩张	
脾大	
肝静脉扩张	充血性衰竭? Budd-Chiari 综合征?
胰腺炎的症状	胰腺炎?
腹膜炎的症状	肠梗阻? 腹膜炎?
发现肿块:	恶性肿瘤?
• 肝脏	
• 胆囊	
• 胰腺	
• 肠道	
• 淋巴结	

表 14.15　胆囊 : 结石

表现	解读
确诊	
强回声	结石? 十二指肠气体?
无声影	胆固醇息肉?
有声影	囊壁回声失落?
	胆囊颈部伪影?
	皱折胆囊?
活动度	胆囊内的碎石? 结石?
结石特点,大小,数量,位置,超声表现	
弧形强回声	重度钙化
表面强回声,内部中等回声	中重度钙化
表面高回声,可见内部回声	轻度钙化
	胆固醇结石?
内部不均匀强回声,形状不规则	胆色素结石?
胆囊大小	
缩小	胆囊萎缩? 收缩?
正常	单纯结石?
增大(见表 14.18)	积液? 积脓?
胆囊壁	
正常	单纯结石
增厚(见表 14.17)	胆囊炎? 肿瘤?
压缩性	
可压缩,无痛	单纯结石
不可压缩,腹痛	积液? 积脓?
胆管	
结石在胆囊颈部	活瓣作用?
结石在胆总管,胆总管扩张	胆总管结石?
胆囊功能	
充满胆汁	单纯结石?
胆汁少?	胆囊收缩?
	胆囊萎缩?
	胆囊充满型结石?
脂餐刺激后可收缩	功能性胆囊?
无收缩	无功能胆囊
其他表现	
胰腺炎的症状?	胆源性胰腺炎?

表 14.16　胆囊 : 胆囊壁局部病变

表现	解读
在两个切面可见	
胆囊壁增厚	皱折? 分隔? 螺旋瓣?
胆囊形态规则	真性囊壁病变?
活动度	
有	结石? (见表 14.15)
	胆泥淤积?
没有	囊壁病变
大小	
<5mm	胆固醇息肉?
>5mm	腺瘤?
>10mm	腺瘤? 胆囊癌?
与囊壁连接	
有蒂	胆固醇息肉?
无蒂	腺瘤? 胆囊癌?
回声	
高回声	胆固醇息肉?
	壁内结石?
低回声	腺瘤? 胆囊癌?
数量	
多发	胆固醇息肉?
单个	腺瘤? 胆囊癌?
形状	
不规则	胆固醇息肉? 胆囊癌?
类圆形	腺瘤? 胆囊癌?
其他原因	
胆囊肌腺症(罕见)	
转移(罕见)	

14

表 14.17   胆囊:囊壁增厚

表现	解读
确诊	
禁食状态>4mm	增厚?
回声	
均匀,高回声	慢性胆囊炎?
	胆囊壁脂质沉积?
均匀,低回声	腹水引起的囊壁增厚? 急性肝炎?
	充血性衰竭?
不均匀,高回声	慢性胆囊炎?
不均匀,低回声	急性胆囊炎? 肿瘤?
胆囊内容物	
结石	胆结石?
有回声反射	急性胆囊炎?
囊腔缩小	胆囊萎缩? 肿瘤?
胆囊周围	
水肿	急性胆囊炎?
有压痛	急性胆囊炎?
肝硬化表现,腹水	肝硬化引起的囊壁增厚?
充血性衰竭表现	充血性衰竭引起的囊壁增厚?
罕见原因	
蛋白异常血症	
淋巴瘤	
胆囊肌腺症	

表 14.18   胆囊:增大

表现	解读
明确胆囊标志	
标志	胆囊
• 门脉右支	
• 胆囊窝	
• 非胆囊窝	肝囊肿?
	肠腔液体?
	胰腺假性囊肿?
范围	
横径>5cm	增大?
长径>12cm	增大?
形状和压缩性	
张力低,易压缩	变异?
	年龄相关性改变?
	禁食?
	糖尿病?
张力高,不易压缩	积水?
	积脓?
	流出道梗阻?
压痛	
无	流出道梗阻?
有	胆囊炎?
胆囊壁	
正常	
增厚	胆囊炎?
胆囊内容物	
泥沙样回声	禁食?
	炎性积水?
结石	胆囊管结石?
	活瓣性结石?
气体回声	胆囊炎?

表 14.19 胆囊:内容物

表现	解读
明确为胆囊	
位于胆囊窝	胆囊?
位于胆囊窝外	肝囊肿?
	十二指肠?
明确内容物	
增益合适	有回声内容物?
	肥胖?
增益过高	伪像?
外在器官	十二指肠?
随扫查角度不同而变化	声束宽度伪像?
回声	
均匀	胆泥?(禁食,肠外营养,肝硬化,胰腺炎)
	积水?
不均匀	胆囊萎缩?
	泥沙样结石?
	积脓?
声影	胆囊充满型结石?
范围	
充满囊腔	积液?
	胆泥?
	伪像(肥胖)?
部分囊腔	胆泥?
	出血?
	腺瘤?
	胆囊癌?
性质	
可移动,沿着胆囊壁分布	胆泥?
与壁相连	腺瘤?
	胆囊癌?
胆囊壁	
正常	积水?
增厚	胆囊炎积脓?

表 14.20 胆囊:声影

表现	解读
胆囊腔	
不可见	见下文
可见	见下文
胆囊腔不可见	
平滑,强回声伴均匀阴影	椭圆形结石?
不规则强回声伴不均匀阴影	胆囊萎缩?
	胆囊充满型结石?
	胆囊泥沙样结石?
	十二指肠?
胆囊腔可见,声影位置	
整个胆囊	陶瓷样胆囊?
胆囊颈	胆囊颈部漏斗形结石?
	伪像?
胆囊体	胆囊结石?
	胆囊泥沙样结石?
	十二指肠?
	皱折胆囊?
胆囊底部	弗里吉亚帽结石?
	肠腔气体?
胆囊边缘	侧边声影?

14

表 14.21   胆总管:扩张

表现	解读
明确为胆总管	
沿身体纵轴走行	胆总管
胰头处	胆总管
血管后方可压缩	胆总管
垂直于身体纵轴	肝动脉
由腹腔干动脉发出	肝动脉
管腔大小	
直径<5mm	不扩张
5~10mm	年龄相关性改变?
	胆囊切除术前?
	乳头切开术前?
>10mm	流出道梗阻?
胆管扩张位置	
胰腺段	乳头结石?
	恶性肿瘤?
胰腺上段肝门段	胰头癌?
	慢性胰腺炎?
	假性囊肿?
	胆总管结石?
胆囊管扩张和胆囊肿大	胆管癌?
肝内胆管扩张	肝内胆汁淤积?
观察流出道梗阻:胆总管内容物	
无回声	远端流出道梗阻
结石	胆总管结石
胆泥	胆管炎?
肿瘤	胆管癌?
观察流出道梗阻:胆总管走行	
梭形狭窄	慢性胰头胰腺炎?
	瘢痕狭窄?
突然截断	胰腺癌?
不规则	胆管癌?
观察流出道梗阻:胰头	
钙化	慢性胰头胰腺炎?
无回声肿块	假性囊肿?
有回声肿块	胰头癌?
	慢性胰腺炎?
观察流出道梗阻:胰管	
均匀扩张	胰头癌?
不规则扩张	慢性胰腺炎?
观察流出道梗阻:十二指肠	
肿块	十二指肠乳头癌?
结石伴声影	十二指肠乳头结石?

(待续)

表 14.21(续)

表现	解读
其他	
胆囊结石	胆石症
肝脏肿块	转移性胆管癌?
	胰腺癌?
腹水	恶性肿瘤?

表 14.22   胰腺:胰管扩张

表现	解读
明确为胰管	
胰腺内	胰管
血管	脾动脉?
纵切面可见	胃壁?
明确扩张,测量	
<2mm	正常
2~3mm	界限值
	年龄相关性改变?
	餐后?
>3mm	梗阻性扩张?
	慢性胰腺炎?
管腔	
光滑	梗阻?
不规则	慢性胰腺炎?
管壁	
回声正常	梗阻?
增高,不规则	慢性胰腺炎?
寻找梗阻处	
从胰管至十二指肠段可见	十二指肠乳头狭窄?
	十二指肠乳头结石?
	十二指肠乳头癌?
胰头肿块	恶性肿瘤?
	慢性胰腺炎?
	急性胰腺炎?
胆总管扩张	十二指肠乳头狭窄?
	十二指肠乳头结石?
	十二指肠乳头癌?
寻找慢性胰腺炎表现	
见表 14.41	慢性胰腺炎?
其他表现	
胆管扩张	胆结石?
胆囊增大	胆结石?
肝脏肿块	转移?
腹水	恶性肿瘤?

表 14.23　胰腺:显示不清

表现	解读
寻找标志	
主动脉,肠系膜上动脉,脾静脉可见	胰腺可见见下文
主动脉,肠系膜静脉,脾静脉不可见	胰腺不可见,见下文
胰腺可见	
胰腺高回声,均匀,增大	纤维肉瘤病?
胰腺高回声,不均匀,缩小	萎缩?
胰腺等回声,不规则	慢性胰腺炎?
胰腺低回声,不均匀,轮廓不清	胰腺癌?
胰腺显示不清	
与周围结构分辨不清	肥胖?
	肠道胀气?
	巨块状癌?
其他方法	
改善扫查条件:	
• 禁食后早上复查	
• 给予排气药物,喝水胃扩张后检查	

表 14.24　胰腺:回声增强

表现	解读
明确:与肝脏比较	
回声增强	正常变异?
	脂肪瘤病?
	年龄相关性改变?
	糖尿病?
	慢性胰腺炎?
大小	
正常	见上文
缩小	慢性胰腺炎?
形状	
正常	见上文
不规则	慢性胰腺炎?
胰管	
正常	见上文
不规则	慢性胰腺炎?

表 14.25　脾脏:局限性病变

表现	解读
回声	
无回声(见表 14.26)	原发性囊肿?
	继发性囊肿(外伤后)?
	包虫囊肿?
	外伤?
	梗死?
	淋巴瘤?
低回声(见表 14.27)	梗死?
	血肿?
	非霍奇金淋巴瘤?
	转移?
	脓肿
	血管瘤?
高回声(见表 14.28)	血管瘤?
	转移?
	淋巴瘤?
	骨髓增生综合征?
	贮积病?
	脾内出血?
	梗死?
	脓肿?
	瘢痕?
	脾大?
	脂肪瘤?
强回声伴声影(见表 14.29)	血管瘤钙化?
	脓肿钙化?
	血肿钙化?
	结核钙化?
	转移?
	结节病?
	动脉粥样硬化?
	其他

14

表 14.26　脾脏:局部改变,无回声

表现	解读
内部回声	
完全无回声	先天性囊肿?
内部回声良好	先天性囊肿?
有沉积物	先天性囊肿?
分隔	包虫囊肿?
形状	
圆形	先天性囊肿?
	霉菌性脓肿?
	淋巴瘤?
子囊	包虫囊肿?
不规则	细菌性脓肿?
	新鲜血肿?
边界	
壁光滑	先天性囊肿?
壁回声	包虫囊肿?
钙化	外伤后?
	梗死后?
模糊	霉菌性脓肿?
	梗死灶?

表 14.27　脾脏:局部改变,低回声

表现	解读
回声模式	
均匀	淋巴瘤?
	脓肿?
	新鲜梗死灶?
不均匀	转移?
	脓肿?
	血管瘤?
	不典型病灶?
	血肿?
形状	
圆形	转移?
	淋巴瘤?
	脓肿?
楔形	梗死?
不规则	血肿?
	转移?
边界	
清晰	梗死?
	淋巴瘤?
模糊	脓肿?
	转移?

表 14.28　脾脏:局部改变,高回声

表现	解读
回声模式	
均匀	血管瘤?
	转移?
	淋巴瘤?
	脂肪瘤?
	脾内出血?
	瘢痕?
不均匀	转移?
	淋巴瘤?
	脾内出血?
边缘或中央低回声	转移?
形状	
圆形	转移?
	血管瘤?
	脂肪瘤?
	淋巴瘤?
线形	瘢痕?
多边形	脾内出血?
不规则形	脾内出血?
	转移?
边界	
清晰	脂肪瘤?
	血管瘤?
	瘢痕?
	脾大?
	淋巴瘤?
模糊	淋巴瘤?

表 14.29　脾脏:局部改变,强回声伴声影

表现	解读
回声模式	
强回声伴声影	不明原因钙化?
	脓肿后钙化?
	血肿后钙化?
	传染病后钙化?
不规则,不均匀	转移灶钙化?
数量	
孤立,单个	脓肿后钙化?
	血肿后钙化?
	转移灶钙化?
多发性	传染病后钙化?(结核?布鲁菌病?)
	结节病?
	血管炎?
	淀粉样变性?

表 14.30　脾大

表现	解读
确诊,测量	
<11.5cm	无脾大
>12.5cm	脾大?
回声模式	
均匀	门脉高压?
	溶血性贫血?
	心力衰竭?
	EB 病毒?
	贮积病?
不均匀	淋巴瘤?
	血液性疾病?
寻找门脉高压征象	
脾门处血管增宽	门脉高压?
脾静脉增宽	
门静脉增宽	
肝硬化征象	
右侧腹水	
寻找血液性疾病征象	
肿大淋巴结	淋巴瘤?
	血液性疾病?

14

14.2 临床表现

表 14.31　淋巴瘤

表现	解读
肝脏大小	
正常	不排除弥漫性肝损伤
增大	弥漫性肝损伤?
	其他原因(脂肪肝?)
肝脏回声模式	
低回声	弥漫性肝损伤?
	肝淤血?
高回声	弥漫性肝损伤?
	其他原因(脂肪肝?)
不均匀	弥漫性肝损伤?
	纤维化?
局限性肝脏变化:回声,大小,形状,边界	
低回声或无回声	淋巴瘤?
	转移?
	囊肿?
圆形或扇形	淋巴瘤? 转移?
穿孔状	淋巴瘤?
边界模糊	淋巴瘤? 转移?
回波的	见其他原因
脾脏大小	
正常	不排除淋巴瘤
增大	淋巴瘤?
	其他原因(见表14.30)
脾脏回声模式	
正常	不排除淋巴瘤
高回声,不均匀,粗粒状	淋巴瘤?
局限性脾增大	
低回声	淋巴瘤? 其他原因?
高回声	淋巴瘤?
穿孔状	血管瘤?
	淋巴瘤?
	囊肿?
寻找肿大淋巴结	
主动脉旁或下腔静脉旁	淋巴瘤?
腹腔干或动脉	
肝或脾动脉	
肠系膜上静脉	
肝门或脾门	
分布模式	
不同部位多发性	更像淋巴瘤
解剖关系邻近的部位	更像转移

表 14.32　心力衰竭

表现	解读
静脉	
腔静脉>20mm	心力衰竭?
腔静脉不可压扁?	心力衰竭?
内径不随呼吸改变	心力衰竭?
肾静脉增宽?	心力衰竭?
肝脏	
增大	心力衰竭?
下缘圆钝	心力衰竭?
低回声	急性淤血?
高回声	慢性淤血?
回声正常	不排除淤血
肝静脉增宽	急性淤血?
肝静脉狭窄	慢性淤血?
胆囊	
壁增厚	充血性心力衰竭?
脾脏	
增大,变圆,低回声	充血性心力衰竭?
其他	
腹水	充血性心力衰竭?

表 14.33　高血压

表现	解读
寻找原因:肾,肾上腺	
肾脏增大(>12cm)	急性肾小球肾炎,慢性肾小球肾炎?
肾脏缩小(<10cm)	慢性肾小球肾炎?
	肾性高血压?
	肾血管性高血压?
形态不规则	肿瘤?
囊肿	多囊肾?
肾上腺区:占位	肾上腺腺瘤(原发性醛固酮增多症,库欣综合征?)
	嗜铬细胞瘤?
双侧增生	外周库欣综合征?
高血压后遗症:主动脉,血管	
血管壁改变,官腔狭窄	动脉粥样硬化?
扩张	扩张?
	动脉瘤?

表 14.34　黄疸

表现	解读
测量肝门处胆管直径	
大,5mm(见下文)	远端阻塞(见下文)
正常(见下文)	近端阻塞?
	肝前性黄疸?
	肝细胞性黄疸?
黄疸,胆总管扩张	
辨认自近端至远端胆总管全程	
辨认胰管	
近端胆总管局部扩张	胆管癌?
	胆总管结石?
主胰管扩张	胰头癌?
	胰头胰腺炎?
	胆总管结石?
	胆管癌?
胆总管和胰管扩张	胰头癌?
	乳头癌?
	乳头狭窄?
	乳头部结石?
胆总管和肝内胆管同时扩张	长期胆汁淤积?
肝内胆管正常	近期胆汁淤积?
寻找流出道梗阻	
十二指肠:低回声肿块	乳头癌?
胰头:乳头前结石	胆石病?
不均质肿块	胰头癌?
无回声肿块	假性囊肿?
钙化	慢性胰头炎?
胆总管截断	胆管癌?
胆总管梭状变窄	狭窄?
胆总管结石	胆石病?
胆总管浸润	淋巴结转移?
	胃癌?
	Mirizzi 综合征?
肝内肿块,肝内胆管淤积	转移? 肝细胞癌?
黄疸,胆总管正常	
辨认近端胆管	
近端胆总管或肝内胆管扩张	近端阻塞:
	• 胆管癌
	• 肝细胞癌
	• 转移
胆管不扩张	肝内或肝前黄疸?

表 14.34(续)

表现	解读
寻找肝黄疸的原因	
肝大,回声正常	急性病毒性肝炎?
肝轻度肿大	急性病毒性肝炎?
回声不均匀	肝转移?
肝大回声增强	脂肪肝?
肝脏缩小回声增强	肝硬化?
门脉增宽	肝硬化?
脾大	肝硬化?
胆囊壁增厚	病毒性肝炎?
	肝硬化?
寻找溶血性后遗症	
脾大	溶血?
胆结石	胆色素结石?

表 14.35　急性病毒性肝炎(超声不能确诊)

表现	解读
肝脏	
回声正常	不排除病毒性肝炎
低回声	急性肝炎?
肝门	
无淋巴结	不排除急性肝炎
有淋巴结	急性肝炎?
脾脏	
正常	不排除急性肝炎
肿大	急性肝炎?
胆囊	
壁正常	不排除急性肝炎
壁增厚	急性肝炎?

14

表14.36　慢性病毒性肝炎

表现	解读
肝大小	
尾状叶缩小	肝硬化?
肝缩小	
肝正常	慢性肝炎可能
肝变大	肝硬化?
尾状叶饱满	肝硬化?
肝形状	
正常	慢性肝炎可能
锯齿状边缘	肝硬化?
下缘圆钝	肝硬化? 纤维化?
肝回声	
正常	慢性肝炎可能
回声呈增粗颗粒状	慢性肝炎?
	肝硬化?
肝血管	
肝静脉正常	慢性肝炎可能
内径中等变化	慢性肝炎?
内径显著变化	肝硬化?
肝静脉狭窄	肝硬化?
血管分支增多	肝硬化?
门脉血管边缘模糊	肝硬化?
门静脉分支减少	肝硬化?
局部改变	
肿块	肝硬化合并肝细胞癌?
肝门	
门静脉正常	慢性肝炎可能
门静脉增宽(>13mm)	肝硬化?
淋巴结	慢性肝炎
脾脏	
正常大小	不排除慢性肝炎
肿大	慢性肝炎?
	肝硬化?
门脉	肝硬化?
肝和脾周围	
腹水	肝硬化?

表14.37　原发性硬化性胆管炎

表现	解读
肝门部胆管	
直径>9mm	原发性硬化性胆管炎?
	胆管癌?
	化脓性胆管炎?
结构不规则	原发性硬化性胆管炎?
狭窄	原发性硬化性胆管炎?
管壁增厚,回声增强	原发性硬化性胆管炎?
沉淀物	化脓性胆管炎?
沿着胆总管向周围追踪	
肿块	胆管细胞癌?
沿着胆总管向近端追踪	
肿块	胆管细胞癌?
肝内胆管	
直径	由于原发性硬化性胆管炎增宽?
轮廓	
壁	
内容物	

表 14.38　建议腹腔镜胆囊切除术	
表现	**解读**
空腹后胆囊内容物	
液体>50%	适合
液体<50%	不合适
胆囊充满型结石	禁忌证
积脓症	禁忌证
怀疑癌肿	禁忌证
结石分析	
尺寸,数量,位置	基本信息
胆囊壁	
不增厚,<4mm	适合
炎症,增厚>4mm	禁忌证
坏死	禁忌证
瓷胆囊	禁忌证
胆囊周围	
胆囊窝水肿	禁忌证
游离液体	禁忌证
胆总管	
不增宽	适合
直径>5mm	用内镜逆行性胰胆管造影术
	排除胆总管石病
胆总管结石病	内镜逆行性胰胆管造影取石术
胆囊位置	
胆囊底部延伸超过肝边界	适合
胆囊底部位于肝边界以下	不适合

表 14.39　胆囊切除术后综合征	
表现	**解读**
肝内外胆管	
增宽	狭窄?
	胆总管结石?
	乳头部狭窄?
	乳头部肿瘤?
	胰腺肿瘤?
泥沙	见上文
胆管积气	胆管积气?
肝	
淤血征象(见表 14.32)	心力衰竭所致肝淤血?
肾	
结石,声影	肾结石?
增大	肾盂肾炎?
胰腺	
钙化	慢性胰腺炎?
导管不规则	慢性胰腺炎?
轮廓不规则	慢性胰腺炎?
肿块	胰腺癌?

14

表 14.40　急性胰腺炎	
表现	解读
提示胰腺炎	
清晰可见	轻型胰腺炎?
显示不清	水肿型胰腺炎?
模糊	肠道气体,部分肠梗阻,由于疼痛导致的收缩性差?
局部不均匀或低回声	水肿型胰腺炎?
局部低回声或无回声	坏死性胰腺炎?
不规则,不均匀	完全坏死?
胰腺大小:头,体,尾	
正常	不排除胰腺炎
肿大	水肿型胰腺炎?
局限性增大	节段性胰腺炎?
	胰腺癌?
胰腺形状	
正常	不排除胰腺炎
圆形	水肿型胰腺炎?
扇形	水肿型胰腺炎?
不可评估	出血性/坏死性胰腺炎?
边界	
清晰	轻型胰腺炎?
低回声晕环无轮廓	水肿型胰腺炎?
	出血坏死性胰腺炎?
回声模式	
正常	不排除胰腺炎
不均匀,低回声,斑驳状	水肿型胰腺炎?
不均匀,低回声,无回声,超越器官边界	出血坏死性胰腺炎?
胰腺不规则,不均匀,几乎呈无回声	完全坏死?
按压	
疼痛	胰腺炎?
胰管	
正常	急性胰腺炎?
扩张	胆源性胰腺炎? 餐后扩张? 正常变异?
增宽	胆源性胰腺炎? 胰头癌?

表 14.40(续)	
表现	解读
寻找原因:胆囊,肝,胰头	
结石在胆囊,胆总管,乳头前	胆源性胰腺炎?
脂肪肝	酒精性胰腺炎?
肿块	胰头癌?
寻找液体	
无回声,边缘清晰,边缘光滑	腹水?
边界	胸腔积液?
无回声,低回声,内部回声条状	出血?
不规则形,条索状	坏死?
边界不明确,张力不高	脓肿?
随着时间的推移:界限,内部无回声,沉积物	假性囊肿?
寻找腹水:肝下缘,胆囊,脾,膀胱后	
无回声区边界光滑	腹水?
寻找出血:结肠后,肾旁,脾门,左侧膈下,血管周围;寻找假性囊肿	
圆形,椭圆形,无回声,回声增强,边缘光滑,炎性包膜,壁回声	假性囊肿?
假性囊肿周围区域	
胆总管压迫和阻塞	假性囊肿所致胆管阻塞?
十二指肠的压迫和移位	肠梗阻?
脾静脉,门脉内回声	血栓形成?
寻找胸腔积液	
胸膜腔内液体	胸腔积液?(通常在左侧)

(待续)

表 14.41　慢性胰腺炎

表现	解读
胰腺大小	
正常	不排除慢性胰腺炎早期?
增大	不排除慢性胰腺炎
变小	萎缩?
	慢性胰腺炎晚期?
形状	
正常,压痕	不排除早期
粗结节状边界	慢性胰腺炎?
局部变化	慢性胰腺炎?
	胰腺癌?
可变形性	
主动脉搏动的强传递	慢性胰腺炎?
触诊明显变硬	慢性胰腺炎?
回声模式	
正常	不排除慢性胰腺炎早期?
低回声	不排除慢性胰腺炎
分散的内部回声,杂乱粒状,不完整,粗糙	慢性胰腺炎?
实质呈高回声	慢性胰腺炎?
	年龄相关性改变?
	胰腺脂肪瘤病?
大量钙化伴声影	慢性胰腺炎?
	晚期?
局部变化	
囊性改变<10mm	早期?
囊性改变>10mm	晚期?
胰管:直径,形状,壁	
正常(<2mm)	不排除慢性胰腺炎?
明显,2~3mm	慢性胰腺炎?
	早期?
	梗阻?
	年龄?
	餐后?
增宽,>3mm	慢性胰腺炎?
	晚期?
	梗阻?
注意:避免误诊	胃壁?
	脾动脉?
管道不规则,狭窄,扩张,囊性扩张	慢性胰腺炎?

(待续)

表 14.41(续)

表现	解读
壁光滑	梗阻?
壁增厚伴回声增强	慢性胰腺炎?
寻找并发症:胆总管,胃,十二指肠	
胆总管增宽	压迫?
胃排空障碍	压迫?
寻找原因:胆囊,胆总管,肝	
胆结石	胆石病?
	胆源性胰腺炎?
脂肪肝	酒精性胰腺炎?

表 14.42　血尿

表现	解读
肾脏	
增大	心力衰竭?
肿块	血管瘤?
	转移?
	肾上腺样瘤?
实质缺陷	栓塞?
	梗死?
充满集合系统	结石?
	梗阻?
密集的钙化回声伴声影	肾结石?
输尿管	
可见	嵌顿结石?
	肿瘤?
可见截断	嵌顿结石?
	肿瘤?
声影	结石?
膀胱	
强回声	结石?
肿块	肿瘤?
前列腺	
增大	腺瘤?
局部改变	癌?
	前列腺炎?
其他表现:腔静脉	
腔静脉增宽,压缩性差	心力衰竭?

14

表 14.43　慢性肾衰竭

表现	解读
肾脏尺寸,形状	
变小或正常	慢性肾小球肾炎?
	慢性肾盂肾炎?
	止痛药性肾病?
	糖尿病,晚期?
	淀粉样变,晚期?
正常或变大	糖尿病,早期?
	淀粉样变,早期?
扇形	多囊肾

表 14.44　慢性肾衰竭,肾脏尺寸变小或正常

表现	解读
皮质回声	
正常或低回声	血管闭塞性疾病引起的肾脏萎缩?
高回声	慢性肾小球肾炎?
	慢性肾盂肾炎?
	止痛药性肾病?
	糖尿病?
内部回声	
皮髓质分界不清,实质与肾窦分界不清	慢性肾盂肾炎?
乳头回声伴声影	止痛药性肾病?

表 14.45　慢性肾衰,大肾

表现	解读
皮质回声	
正常或低回声	糖尿病?
高回声	淀粉样变?

表 14.46　急性右上象限疼痛

表现	解读
肝	
肝大	急性肝炎? 肝淤血?
局部肿块	脓肿? 卟啉病?
肝静脉增宽	肝淤血?
胆管显著	胆管梗阻?
胆管积气	胆管炎?
胆囊	
胆囊增大	积水?
	积脓症?
	淤积?
	胆囊管梗阻?
胆囊壁增厚呈低回声	急性胆囊炎?
无残余胆囊腔	胆绞痛伴胆囊萎缩?
胆石	胆石绞痛?
胆管	
胆总管增宽	梗阻?
胆总管结石	胆石病?
胆总管淤泥	胆管炎?
胰腺	
肿大	急性胰腺炎?
低回声	急性胰腺炎?
局部低回声或无回声区	坏死灶?
肾	
增大	梗阻?
肾盂积水	梗阻?
肾盂结石	肾绞痛?
输尿管和肾盂输尿管交界处积水	肾结石所致肾绞痛?
输尿管结石	肾结石?

表 14.47 糖尿病

表现	解读
肝	
肿大	脂肪肝？
肝脏边界圆钝	
回声增强	
胆囊	
胆囊肿大	胆囊收缩无力？
胆囊收缩无力？	
胰腺	
实质变薄伴回声增强	纤维瘤病？
肾	
正常或变大	糖尿病肾病早期？
回声正常	早期？
回声增强	晚期？
肾盂和实质分界清	早期？
肾盂和实质分界不清	晚期？
乳头钙化	晚期？
血管	
壁钙化	动脉粥样硬化？
内径不规则	

第 15 章
超声报告

15.1 指南

超声检查报告以书面形式和图像格式记录。文档的性质和范围将取决于各自机构的指南。

超声报告通常必须包括如下内容:

- 患者身份(姓名和年龄)
- 检查者身份
- 检查日期
- 检查的关键问题或适应证
- 任何有碍于检查或评估的因素
- 器官特异性结果的描述,除非结果是正常的
- (可疑的)诊断
- 检查的任何可能的诊断和(或)治疗结果及(或)其他检查的结果

通常,图像文档将包括:

- 正常表现:在一个或多个合适的扫查平面中进行显示,以确认关于关键问题的正常结果。
- 病理结果:在两个扫描平面上显示,如果不可能,在一个扫描平面上显示

图像文档应该包括以下内容:带距离标尺、测量值、测量标记、传输频率范围、焦点位置、患者身份、检查时间、探头类型、操作者身份的 B 型超声图像。

推荐:使用带有探头位置和方向的图像。

15.2 实际应用

书面报告

书面报告应包括正常和异常的结果,而且任

何干扰都应该声明。报告应该包括结果的描述、解释和可能的诊断。在做诊断时,检查者应该慎重,但对于病变(如囊肿、胆结石)可以提供一个明确的诊断。一般来说,医生们宁愿做一个有说服力的报告,也不愿做一个冗长的、不确定的报告。

术语

下面的大纲旨在帮助初学者报告超声检查结果(表 15.1)。

帮助描述组织相关病变

血管

大血管和淋巴结群表现正常。

▶ **主动脉**　有明显的主动脉硬化。

- 主动脉在腹腔干起源处内可见动脉粥样硬化斑块
- 主动脉的动脉瘤样扩张在肾动脉以下,直径 ___ cm,部分形成血栓,动脉瘤累及 ___ cm 长的范围

▶ **静脉**　下腔静脉正常外观。

- 下腔静脉随呼吸显示正常的内径改变
- 下腔静脉在呼吸作用下没有任何改变

脾静脉:

- 容易被压扁
- 不易被压扁

肝脏

肝:

- 尺寸形状正常

表 15.1　对于结果和术语的描述

标准	描述
大小	增大/缩小
	增厚/变薄
	扩大
	扩张
	萎缩
	以厘米为单位进行测量,分为两或
	三个维度
形状	饱满
	波浪
	分叶状
	扇形
边界	清晰/模糊
	规则/不规则
	光滑
回声	高/低/无回声
	透声差/好
	囊性
	细颗粒/粗粒状
	均匀/不均匀
声现象	声影
	回声衰减
	回声增强
可见性扫查	好/差/不可见
	不能被评估
	完全/部分被气体遮挡
	未显示

- 增大,在锁骨中线直径 ＿＿cm
- 尺寸缩小

回声:

- 正常
- 不均匀
- 显示轻微的/中等/明显的回声增强

下缘的角度:

- 尖锐
- 略圆
- 圆钝

肝静脉:

- 外观正常
- 透声好
- 扭曲

未见肿块。

胆囊和肝门

胆囊:

- 尺寸形状正常
- 显示餐后收缩
- 未显示

胆囊未见结石。

发现数个伴声影的结石:尺寸 ＿＿cm。

胆囊底部被折叠("弗里吉亚帽")。

胆囊壁增厚。

胆囊对局部按压很敏感。

肝内外胆管未见扩张。

胆总管测得 ＿＿cm。

胰腺

胰腺:

- 清晰可见
- 显示欠清

胰头和胰体显示清晰,胰尾被气体遮挡。

由于肠道气体和肥胖,胰腺无法充分显示。

未见巨大肿块。

回声显著增强,胰腺脂肪增多症。

胰管不扩张。

胰头包含数个钙化点,大小 ＿＿mm。

胰腺区未见肿块。

脾脏

脾不肿大。

脾,测得 ＿＿cm,属于:

- 轻度肿大
- 中度肿大
- 重度肿大

回声均匀。

脾门正常。

副脾,大小 ＿＿cm,位于脾门。

肾脏

左/右肾尺寸和形状:

- 正常
- 与年龄匹配

实质生理性变薄。

15

集合系统积水。

无梗阻证据。

无结石证据。

肾脏表面的部位因结疤而向内牵拉。

有 ___ 小石头,直径 ___mm/cm。

皮质内见单纯性囊肿,大小 ___cm。

膀胱,前列腺,子宫

对下腹部检查是很常见的。

无腹腔积液证据。

隐窝正常。

超声报告

关于超声图像的记录,应该注意几点。

- 完整的全身器官的检查不是绝对必要的
- 正常的结果应该在必要的时候被记录下来(如,在寻找可能的脂肪肝时描述正常的肝脏)
- 病理结果必须要有记录,尽可能记录在两个层面的结果

关于正常结果的图像记录示例

► **血管**(图 15.1 至图 15.3)

► **肝**(图 15.4 至图 15.6)

► **肝门**(图 15.7 和图 15.8)

► **胆囊**(图 15.9)

► **胰腺**(图 15.10 和图 15.11)

► **胃肠道区域**(图 15.12 和图 15.13)

► **脾**(图 15.14)

► **肾**(图 15.15 和图 15.16)

► **肾上腺区**(图 15.17 和图 15.18)

► **膀胱,前列腺,子宫**(图 15.19 和图 15.20)

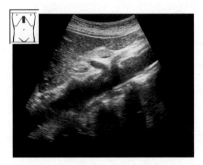

图 15.1 纵切面扫查主动脉。

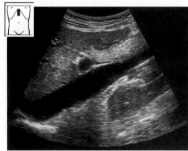

图 15.2 纵切面扫查下腔静脉。

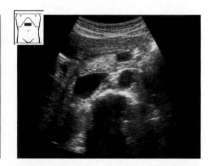

图 15.3 横切面扫查主动脉和下腔静脉。

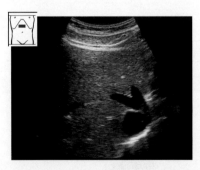

图 15.4 星状肝静脉。

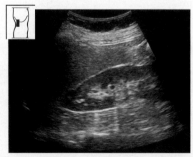

图 15.5 肝脏和肾脏。

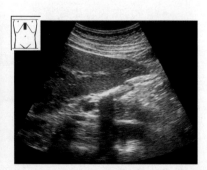

图 15.6 肝下缘。

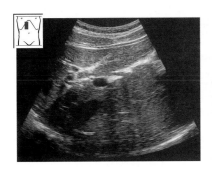

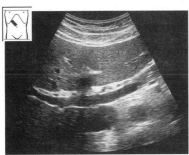

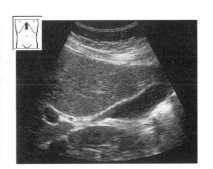

图 15.7　胆管。　　　　　　图 15.8　门静脉。　　　　　　图 15.9　胆囊。

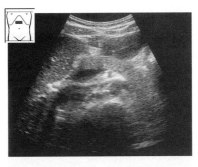

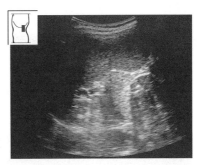

图 15.10　胰腺,上腹部横切面扫查。　　　　图 15.11　胰尾经脾扫查。

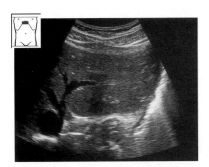

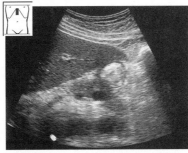

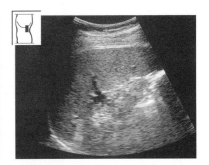

图 15.12　贲门,横切面扫查。　　图 15.13　胃窦,纵切面扫查。　　图 15.14　脾,纵切面侧向扫查。

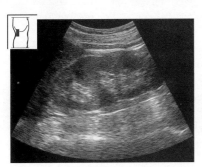

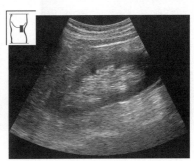

图 15.15　右肾,纵切面侧向扫查。　　图 15.16　左肾,纵切面侧向扫查。

15

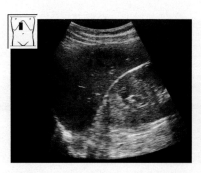

图 15.17　右侧肾上腺区,上腹部纵切面扫查。

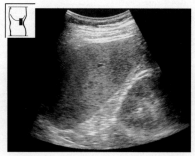

图 15.18　左侧肾上腺区,纵切面侧向扫查。

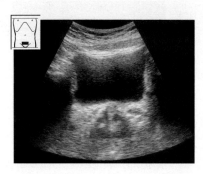

图 15.19　膀胱和前列腺,下腹部横切面扫查。

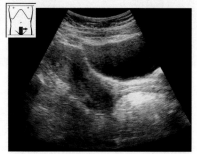

图 15.20　膀胱和子宫,下腹部横切面扫查。

索 引

附录 1　系统性检查

本书的上腹部超声是以每个器官为单位独立介绍。在临床实践中,检查的器官存在重叠的部分。

下图为如何进行腹部系统性分区检查的举例说明。每个操作者的检查顺序可有不同。初学者最重要的应在一定时间内掌握系统性的常规操作流程。

在此系统性检查中,腹部被分为 7 个区域:

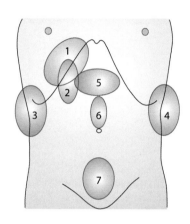

1.肝脏
2.胆囊/门静脉
3.右肾
4.左肾/脾脏
5.上腹部/胰腺
6.中腹部
7.下腹部

以下为可在各个区域内辨认并评价的结构:

1.肝脏
○ 肝脏
○ 膈肌
○ 胸腔

2.胆囊/肝门部
○ 胆囊
○ 胆总管
○ 门静脉
○ 肝动脉
○ 淋巴结
○ 十二指肠
○ 胰头部
○ 右肾上腺区域

3.右肾
○ 肾脏
○ 肝右叶
○ 胆囊
○ 肝肾隐窝
○ 腰大肌

4.左肾/脾脏
○ 肾脏
○ 左肾上腺区域
○ 脾脏
○ 胰尾部
○ 胸腔
○ 腰大肌

5.上腹部/胰腺
○ 肝左叶
○ 胃入口
○ 腹主动脉/下腔静脉主干和分支/属支
○ 胰腺头部和体部

6.中腹部
○ 大血管及血管分叉处
○ 淋巴结

7.下腹部
○ 膀胱
○ 前列腺/子宫/卵巢
○ 子宫直肠陷凹
○ 髂血管

附录 2　超声测量正常值

a ▶ 腹主动脉

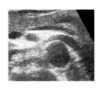

近端

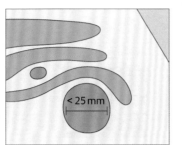

< 25 mm

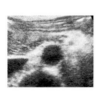

远端

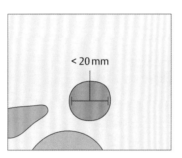

< 20 mm

b ▶ 下腔静脉

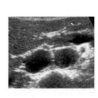

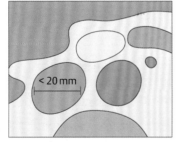

< 20 mm

c ▶ 门静脉

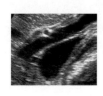

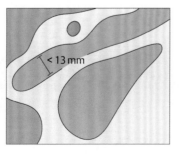

< 13 mm

d ▶ 肝脏

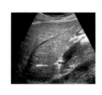

纵切面显示肝脏下
缘夹角
左下缘夹角<30°
右下缘夹角<45°

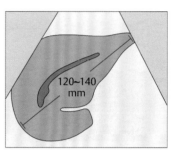

120~140
mm

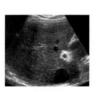

横切面显示
肝脏前后缘

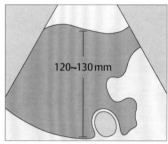

120~130 mm

e ▶ 胆囊

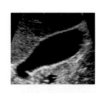

< 4 mm

< 40 mm

< 120 mm

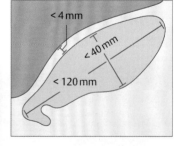

f ▶ 胆囊管

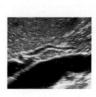

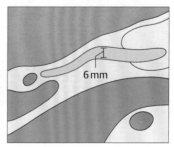

6 mm

215

g ▶ 胰腺

<30 mm　<25 mm　<25 mm

主胰管

<2 mm

h ▶ 脾脏

<40 mm
<110 mm

i ▶ 肾脏

13~25 mm
50~70 mm
100~120 mm

j ▶ 前列腺

纵切面

<35 mm

体积<25mL

横切面

<35 mm
<45 mm

k

动脉

静脉

肝脏

胆囊/胆管

胰腺

脾脏

肾脏

膀胱,前列腺